U0334358

老年护理不是难事儿

简明实用指导一本通

容根南　许海明　朱惠芳

主编

中国出版集团 东方出版中心

图书在版编目（CIP）数据

老年护理不是难事儿：简明实用指导一本通 / 容根南，许海明，朱惠芳主编. 一上海：东方出版中心，2024.1

ISBN 978-7-5473-2326-7

Ⅰ. ①老… Ⅱ. ①容… ②许… ③朱… Ⅲ. ①老年医学－护理学 Ⅳ. ①R473

中国国家版本馆CIP数据核字（2023）第242106号

老年护理不是难事儿——简明实用指导一本通

主　　编　容根南　许海明　朱惠芳
策划/责编　戴欣倍
装帧设计　余佳佳

出 版 人　陈义望
出版发行　东方出版中心
地　　址　上海市仙霞路345号
邮政编码　200336
电　　话　021-62417400
印 刷 者　上海万卷印刷股份有限公司

开　　本　890mm×1240mm　1/32
印　　张　12.5
字　　数　200千字
版　　次　2024年1月第1版
印　　次　2024年1月第1次印刷
定　　价　48.00元

编委会

主　编

容根南　许海明　朱惠芳

副主编

张黎珍　徐玉磊　黄　鑫

编　委

（按姓氏笔画排序）

马小玲	王　琳	王　韵	王霞凤	卢妍岚
朱　丽	朱　希	朱慧青	汤阳阳	孙亚慧
严天怡	李士芹	李玉华	吴　叶	沈国庆
张　华	张　兵	陆晓莉	陆敏灵	陈佳萍
陈秋娣	陈雯佳	金玉兰	周海凤	庞　迪
胡欣玥	敖　银	顾叶红	徐莉莉	陶金凤
陶晨霞	黄　欣	梅燕燕	常　芸	谢仁炜
韩晓妹	程克文	蔡思云		

绘　图

肖海荣

前　言

　　《老年护理不是难事儿——简明实用指导一本通》是一本重点突出、简明扼要、浅显易懂的老年护理实用指导手册。在人口老龄化程度不断加剧，老年护理服务需求日趋显著的当下，为进一步提高基层老年护理从业人员及居家照护人员的老年照护能力，由上海市宝山区老年医学中心老年护理分中心组织宝山区老年护理管理质控组及宝山区特色品牌"技道保障，慈心相随"老年照护能力培训建设项目组主要成员，结合老年护理临床实践和需求，遴选、优化老年护理服务项目编撰而成。作者通过科学、循证的方法对老年护理常用知识与技能进行了归类与整理，内容涵盖翻身拍背、吸痰、血糖监测、跌倒预防、轮椅安全转运、排便、排尿、生活能力训练等，文字简洁易懂、流程清晰明了，是全面、系统的老年护理指南。本书旨在充分拓宽老年护理服务内涵，提升老年护理服务质量，保障老年护理服务安全，更好地开展适老化护理，传播有温度的老年护理。

《老年护理不是难事儿——简明实用指导一本通》共分十七个章节，内容涵盖鼻饲、口服用药、翻身拍背、压力性损伤、气管切开、吸痰、腹膜透析、肠造口、血糖监测、PICC维护、跌倒预防、轮椅安全转运、排便、排尿、生活能力训练、误吸噎食防范和心肺复苏护理。

本书通过科学、循证的方法对老年护理常用知识与技能进行了归类与整理，以简洁易懂的文字、清晰明了的流程，分别呈现了老年护理常见操作的概念、护患沟通、操作规范、操作流程、注意事项、并发症管理、居家护理关键点、知识更新等，适用于基层老年护理从业人员及居家照护人员。限于我们的学识水平，疏漏与不足之处尚属难免，恳请同道专家和阅读本书的老年照护人员提出宝贵意见，以便今后进一步修订。

《老年护理不是难事儿》编委

2023 年 8 月

目 录

一

鼻饲护理

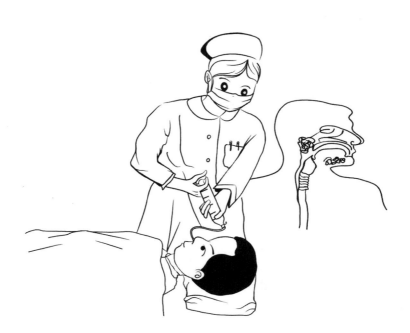

【概念】

鼻饲管喂食主要是针对因各种原因不能经口进食而借助鼻胃管或鼻肠管经胃肠道提供营养的患者。

【护患沟通】

"王奶奶，您好！这几天你不能吃东西，我现在帮您从胃管里注入一些营养液，以保证您的营养摄入，使您早日康复。"

"王奶奶，鼻饲前，我要先把您的床头抬高点，这样可以使您比较舒适，也可以防止鼻饲过程中或鼻饲后可能出现的呕吐。"

"王奶奶，由于病情和治疗的需要，这根胃管将要保留一段时间，您在翻身和起床活动时要当心胃管意外滑脱，每天早晚要注意刷牙、漱口，保持口腔的清洁，如果有恶心、呕吐、腹胀、腹泻等不适症状，请您及时告诉我。"

【操作规范】

（一）工作目标

遵医嘱为各种原因不能经口进食的患者借助鼻胃管或鼻肠管经胃肠道提供营养，维持老年人营养和治疗的需要。

（二）工作规范

（1）遵循查对制度，标准预防，消毒隔离原则。

（2）告知患者/家属鼻饲的目的、注意事项，取得患者的配合。

（3）评估患者的病情、意识状态、合作程度，评估胃管是否在胃内，评估胃管置管长度，评估置管途径是否适宜，评估胃内残留量等。根据评估结果选择合适的灌注方法及时机。

（4）证实胃管在胃内的方法。

① 盲插的任何型号胃管在首次喂养或首次给药前均要进行X线检查，确保胃管位置正确（金标准）。

② 检测胃管内抽出物的pH值，可作为临床一线的检查手段。未服用胃酸抑制剂患者可将pH值不大于4作为判断胃管在胃内的标准，服用胃酸抑制剂患者可将pH值不大于6作为标准。

（5）鼻饲前应做好患者的准备工作。

① 卧位准备：取坐位（指端坐）或者半卧位，胸前围好围巾，床头抬高30度～45度。（禁忌证除外）

② 气道准备：意识障碍或格拉斯哥昏迷评分表评分小于9分，以及老年患者应先清理气道。

（6）鼻饲前了解上一次鼻饲时间、进食量，检查有无胃潴留，用注射器抽吸胃内容物，当胃残留量大于200毫升时，应立即进行仔细的床旁评估，结合腹部体格检查，观察有无恶心呕吐、腹胀，肠鸣音是否正常等，再调整鼻饲量，选择合适的喂养方法。

（7）持续鼻饲时，每4小时用20～30毫升温水脉冲式冲管1次；间歇或分次喂养时，每次喂养前后用20～30毫升温水脉冲式冲管，以防止管道堵塞。

（8）根据灌注方式严格控制灌注速度及灌注量。

① 分次推注法：用注射器缓慢注入鼻饲管内6～8次/日，200毫升/次，13～15毫升/分钟。

② 一次性输注法：250～400毫升/次，4～6次/日，30毫升/分钟。

③ 营养泵输注法：首日速度为20～50毫升/小时；在患者耐受的情况下，次日起每隔8～12小时可增加10～20毫升/小时，逐渐加至80～100毫升/小时。每日12～24小时内输注完毕。

（9）控制鼻饲液温度37～40摄氏度。鼻饲混合流食，应间接加温，以免蛋白凝固。

（10）鼻饲给药前，停止喂养并用不小于15毫升温水冲管；鼻饲给药时，不宜将肠溶药和控释片研碎；药物不应直接添加在营养液或营养袋中；应使用清洁的注射器（注射器型号不小于30毫升）。

（11）鼻饲结束后应保持半卧位30～60分钟，以免鼻饲液反流引起误吸。

（12）对长期鼻饲患者应每日进行口腔护理2～3次，应定期更换胃管。

（三）结果标准

（1）患者/家属能够知晓护士告知的事项，对医护服务满意。

（2）护士操作规范、准确，动作轻巧，患者配合。

（3）患者营养支持有效、安全。

【鼻饲护理操作流程】

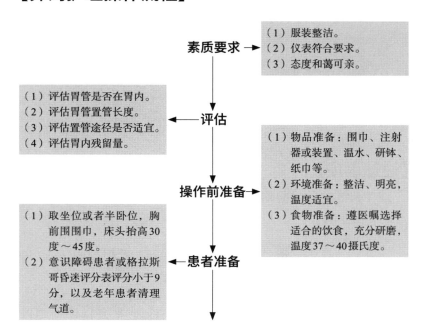

素质要求 →
（1）服装整洁。
（2）仪表符合要求。
（3）态度和蔼可亲。

（1）评估胃管是否在胃内。
（2）评估胃管置管长度。
（3）评估置管途径是否适宜。
（4）评估胃内残留量。
← 评估

操作前准备 →
（1）物品准备：围巾、注射器或装置、温水、研钵、纸巾等。
（2）环境准备：整洁、明亮，温度适宜。
（3）食物准备：遵医嘱选择适合的饮食，充分研磨，温度37～40摄氏度。

（1）取坐位或者半卧位，胸前围围巾，床头抬高30度～45度。
（2）意识障碍患者或格拉斯哥昏迷评分表评分小于9分，以及老年患者清理气道。
← 患者准备

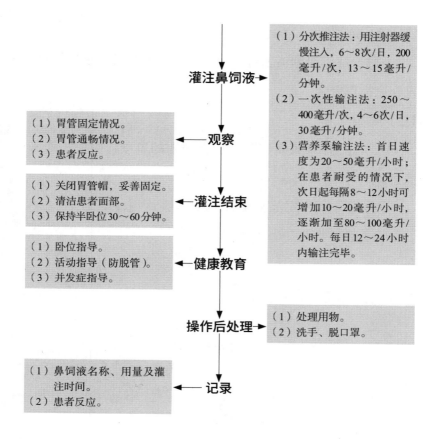

灌注鼻饲液 ▶
（1）分次推注法：用注射器缓慢注入，6～8次/日，200毫升/次，13～15毫升/分钟。
（2）一次性输注法：250～400毫升/次，4～6次/日，30毫升/分钟。
（3）营养泵输注法：首日速度为20～50毫升/小时；在患者耐受的情况下，次日起每隔8～12小时可增加10～20毫升/小时，逐渐加至80～100毫升/小时。每日12～24小时内输注完毕。

（1）胃管固定情况。
（2）胃管通畅情况。
（3）患者反应。
◀ 观察

（1）关闭胃管帽，妥善固定。
（2）清洁患者面部。
（3）保持半卧位30～60分钟。
◀ 灌注结束

（1）卧位指导。
（2）活动指导（防脱管）。
（3）并发症指导。
◀ 健康教育

操作后处理 ▶
（1）处理用物。
（2）洗手、脱口罩。

（1）鼻饲液名称、用量及灌注时间。
（2）患者反应。
◀ 记录

【注意事项】

（1）每次鼻饲前均应检查并确定胃管是否在胃内、置管长度及胃内潴留量。

（2）营养液应分次注入或遵医嘱输入，严格控制注入/输入的量、速度及时间。

（3）营养液需现配现用，如不能用完，常温保存不超过

4小时，超过4小时应置于冰箱4摄氏度冷藏保存，24小时未用完应丢弃。成品肠内营养制剂按说明书保存。

（4）果汁如橙汁、西红柿汁等应与牛奶分别注入，以防产生凝块。

（5）鼻饲用物应专人专用，每次用餐后需清洗、晾干备用。

（6）长期鼻饲患者应每日进行口腔护理2～3次或叮嘱患者每日2次口腔清洁。

（7）定期更换鼻饲管（根据不同材质鼻饲管的使用说明书）。

【并发症管理】

（一）腹泻

1. 临床表现

（1）患者大便次数增多，部分出现排水样便。

（2）有时伴有腹痛、肠鸣音亢进等症状。

2. 预防措施

（1）询问饮食史，对饮用牛奶、豆浆等易致腹泻者，原来胃肠功能差或从未饮过牛奶的患者要慎用含牛奶、豆浆的鼻饲液。

（2）鼻饲液配制过程中应防止污染，每天配制当日量，并置于冰箱4摄氏度冷藏保存，食物及容器应每天煮沸灭菌后使用。

（3）鼻饲液温度以37～40摄氏度最为适宜。室温较低时，有条件者可使用加温器或把输注皮管压在热水袋下以保持适宜的温度。

（4）注意浓度、容量与滴速，浓度由低到高，容量由少到多，直到满足患者的营养需求。对于较高渗透压分子浓度的溶液，可采用逐步适应的方法，配合加入抗痉挛和收敛的药物控制腹泻。

3. 处理措施

（1）评估腹泻的原因，菌群失调患者，可口服乳酸菌制剂；有肠道真菌感染者，给予抗真菌药物；严重腹泻无法控制时可暂停喂食。

（2）腹泻频繁者，要保持肛周皮肤清洁干燥，可用温水轻拭后涂氧化锌或鞣酸软膏，防止皮肤溃烂。

（二）胃食管反流、误吸

1. 临床表现

（1）在鼻饲过程中，患者出现呛咳、气喘、心动过速、呼吸困难或经气管吸出鼻饲液。

（2）吸入性肺炎患者体温升高、咳嗽，肺部可闻及湿性啰音和水泡音，胸部X线片有渗出性病灶或肺不张。

2. 预防措施

（1）选用管径适宜的胃管，坚持匀速、限速滴注原则。

（2）患者翻身应在鼻饲前或鼻饲30～60分钟后进行，以免胃因受机械性刺激而引起反流。

（3）危重患者，鼻饲前应吸净气道内痰液，以免鼻饲后吸痰憋气使腹压增高引起反流。鼻饲时和鼻饲后取半坐卧位，借重力和坡床作用可防反流。

（4）肠内营养时辅以胃肠动力药（多潘立酮、西沙必利、甲氧氯普胺）可解决胃轻瘫、反流等问题，一般在喂养前半小时由鼻饲管注入。在鼻饲前先回抽，检查胃潴留量。鼻饲过程中抬高床头30度～45度，可有效防止反流，注意勿使胃管脱出。

3. 处理措施

（1）一旦发生误吸，立即停止鼻饲，取头低右侧卧位，吸除气道内吸入物，气管切开者可经气管套管内吸引，然后胃管接负压瓶。

（2）有肺部感染迹象者及时应用抗菌药物。

（三）便秘

1. 临床表现

大便次数减少，甚至秘结，患者出现腹胀。

2. 预防措施

调整营养液配方，增加纤维素丰富的蔬菜和水果的摄入，食物中可适量加入蜂蜜和香油。

3. 处理措施

（1）必要时给便秘者肛管注入20毫升开塞露，酚酞（果导）0.2克，每天3次经鼻胃管注入，必要时用0.2%～0.3%肥皂水200～400毫升低压灌肠。

（2）老年患者因肛门括约肌较松弛，加上大便干结，灌肠效果往往不佳，需人工取便，即用手指由直肠取出嵌顿的粪便。

（四）鼻、咽、食管黏膜损伤和出血（医疗器械相关压力性损伤）

1. 临床表现

（1）咽部不适、疼痛、吞咽障碍，鼻腔流出血性液体。

（2）部分患者有感染症状，如发热。

2. 预防措施

（1）患者清醒时，向其解释、说明操作目的和意义，取得患者的充分合作，置管动作要轻柔。

（2）长期留置胃管者，选用聚氯酯和硅胶喂养管，质地软、管径小，可减少插管时对黏膜的损伤。对需手术的患者，可在手术室术前麻醉镇静后插管，也可选用导丝辅助置管法。对延髓麻痹昏迷的患者，因舌咽神经麻痹，常发生舌后根后坠现象，可采用侧位拉舌置管法。

（3）长期鼻饲者，应每天用液状石蜡滴鼻2次，每次

1～2滴，防止鼻黏膜干燥、糜烂。

（4）用pH试纸测定口腔pH值，选用适当的药物。每天进行口腔护理2～3次，定期更换胃管，晚上拔出，翌日晨再由另一鼻孔插入。

（5）可用混合液咽部喷雾法预防，即用2%甲硝唑15毫升、2%利多卡因5毫升、地塞米松5毫克的混合液，加入喷雾器内，向咽部喷雾，每天3次，每次2～3毫升。

3. 处理措施

（1）鼻腔黏膜损伤引起的出血量较多时，可用冰盐水和去甲肾上腺素浸湿的纱条填塞止血。

（2）咽部黏膜损伤可雾化吸入地塞米松、庆大霉素等，每天2次，每次20分钟，以减轻黏膜充血水肿。

（3）食管黏膜损伤出血可给予制酸、保护黏膜药物，如H_2受体阻滞剂或质子泵抑制剂等。

（五）胃出血

1. 临床表现

（1）轻者胃管内可抽出少量鲜血。

（2）出血量较多时呈陈旧性咖啡色血液。

（3）严重者血压下降，脉搏细速，出现休克。

2. 预防措施

（1）重型颅脑损伤患者可预防性使用制酸药物，鼻饲时间间隔不宜过长。

（2）注食前抽吸力量适当。

（3）牢固固定鼻胃管，躁动不安的患者可遵医嘱适当使用镇静剂。

3. 处理措施

（1）胃活动性出血时可用冰盐水洗胃，凝血酶2 000单位胃管内注入，每天3次。暂停鼻饲，做胃液隐血试验，遵医嘱静脉注射奥美拉唑40毫克，每天2次。

（2）患者停止出血48小时后，无腹胀、肠麻痹，能闻及肠鸣音，胃空腹留液小于100毫升时，方可慎重喂养，初量宜少，每次小于15毫升，每4～6小时一次。

（六）胃潴留

1. 临床表现

鼻饲液输注前抽吸胃内容物，可见胃潴留量大于200毫升，严重者可引起反流。

2. 预防措施

（1）每次鼻饲的量不超过200毫升，间隔时间不少于2小时。

（2）每次鼻饲后，可协助患者取高枕卧位或半坐卧位，以防止潴留于胃而反流食管。

（3）在患者病情许可的情况下，增加翻身次数，鼓励其多床上及床边活动，促进胃肠功能恢复，并可依靠重力作用使鼻饲液顺肠腔运行,预防和减轻胃潴留。

3. 处理措施

(1)胃潴留量大于200毫升,需结合体格检查评估结果遵医嘱调整鼻饲量,选择合适的喂养方法。

(2)胃潴留的重病患者,遵医嘱予甲氧氯普胺60毫克、每6小时一次,加速胃排空。

(七)血糖紊乱

1. 临床表现

(1)高血糖症表现为餐后血糖高于正常值。

(2)低血糖症表现为出汗、头晕、恶心、呕吐、心动过速等。

2. 预防措施

(1)鼻饲配方尽量不加糖或由营养师配制。

(2)为避免低血糖症的发生,应缓慢停用要素饮食,同时补充其他糖分。

3. 处理措施

(1)对高血糖症患者可补给胰岛素或改用低糖饮食,也可注入降糖药,同时加强血糖监测。

(2)一旦发生低血糖症,立即遵医嘱补充糖分。

(八)水、电解质紊乱

1. 临床表现

(1)低渗性脱水患者早期出现周围循环衰竭,特点是直立性低血压。后期尿量减少，尿比重低，血清钠小于135毫摩尔/升，脱水症状明显。

（2）低血钾患者会出现神经系统症状，表现为中枢神经系统抑制和肌肉兴奋性降低症状，早期烦躁，严重者神志淡漠、嗜睡、软弱无力、腱反射减弱或消失、软瘫等。循环系统出现室性心动过速，心悸、心律不齐、血压下降。血清电解质检查钾小于3.5毫摩尔/升。

2. 预防措施

（1）严格记录出入量，以调整营养液的配方。

（2）监测血清电解质的变化及尿素氮的水平。

（3）尿量多的患者给予含钾高的鼻饲液。

3. 处理措施

必要时给予静脉补钾，防止出现低血钾。

（九）非计划性脱管

1. 临床表现

胃管部分或完全脱出。

2. 预防措施

（1）告知留置胃管目的及重要性，取得患者和家属的配合。

（2）留置胃管应根据患者皮肤情况选择合适的固定方法。

（3）必要时约束肢体或遵医嘱使用镇静药物。

3. 处理措施

（1）找出脱管原因，给予相应的处理。

（2）向患者解释脱管原因，取得配合后重新置管或调整管道。

（3）必要时约束肢体或遵医嘱使用镇静药物。

【老年人居家护理关键点】

（1）鼻饲前务必证实胃管是否在胃内及有无胃潴留。

（2）鼻饲液可选择富含多种维生素、易于消化的流质饮食。

（3）老年人可采取半坐卧位或坐位，头背部抬高30度～45度，缓慢注入，鼻饲结束后保持半卧位30～60分钟，防止呕吐及反流。

（4）食物应分次注入：首次食物量宜少，待老年人适应后再逐渐增加。每次注入量不超过200毫升，每日6～8次，注入速度不宜过快（13～15毫升/分钟）。

（5）营养液需现配现用，如不能用完，常温保存不超过4小时，超过4小时应置于冰箱4摄氏度冷藏保存，24小时未用完应丢弃。成品肠内营养制剂按说明书保存。

（6）果汁如橙汁、西红柿汁等应与牛奶分别注入，以防产生凝块。

（7）鼻饲用物每次用餐后需清洗、晾干备用。

（8）不要将药物及营养液混合。

（9）注意保持老年人口腔清洁。

【知识更新】

更新知识点	传统理念	新 理 念	循证依据
证实胃管在胃内方法	（1）回抽见胃液。 （2）胃管末端浸于水中无气泡溢出。 （3）听诊器置胃部，注入10毫升空气，可闻及气过水声	（1）盲插的任何型号胃管在首次喂养或首次给药前均要进行X线检查，确保胃管位置正确（金标准）。 （2）检测胃管内抽出物pH值可作为临床一线的检查手段，未服用胃酸抑制剂患者可将pH值不大于4作为判断胃管在胃内的标准，服用胃酸抑制剂患者可将pH值不大于6作为标准	成人肠内营养支持的护理，中华护理学会团体标准T/CNAS 19-2020
胃管置管长度	（1）胃管置管长度为测量鼻尖—耳垂—剑突的距离。 （2）发际到剑突的距离	有误吸、反流的患者，推荐延长鼻胃管置入长度，保证胃管末端到达胃幽门后	成人肠内营养支持的护理，中华护理学会团体标准T/CNAS 19-2020

更新知识点	传统理念	新　理　念	循证依据
胃内残留量	鼻饲前检查胃管是否在胃内，并检查患者有无胃潴留，胃内容物超过150毫升时，应当通知医师减量或者暂停鼻饲	（1）胃残留量大于200毫升时，应立即进行仔细的床旁评估，结合腹部体格检查，观察有无恶心呕吐、腹胀，肠鸣音是否正常等，再调整鼻饲量，选择合适的喂养方法。 （2）胃抽吸物容量超过500毫升/6小时的危重成人患者建议延迟肠内营养	成人肠内营养支持的护理，中华护理学会团体标准T/CNAS 19-2020
体位准备	鼻饲时给予半卧位	（1）鼻饲时，保持床头抬高30度～45度，禁忌证除外。 （2）鼻饲结束后，保持半卧位30～60分钟	（1）成人肠内营养支持的护理，中华护理学会团体标准T/CNAS 19-2020。 （2）成人鼻肠管的留置与维护，中华护理学会团体标准T/CNAS 20-2021
气道准备	无	（1）意识障碍患者或格拉斯哥昏迷评分表评分小于9分及老	成人肠内营养支持的护理，中华护理学会团体标准T/CNAS 19-2020

更新知识点	传统理念	新　理　念	循证依据
气道准备	无	年患者，在鼻饲前翻身叩背、吸净呼吸道分泌物，可降低误吸发生率。 （2）建议人工气道患者鼻饲时，行声门下吸引1次/4小时	成人肠内营养支持的护理，中华护理学会团体标准T/CNAS 19–2020
鼻饲给药	给药时应先研碎，溶解后注入，鼻饲前后均应用20毫升水冲洗导管，防止堵塞	（1）给药前，停止喂养并用不小于15毫升温水冲管。 （2）不宜将肠溶药和控释片研碎。 （3）药物不应直接添加在营养液中。 （4）鼻饲给药，应使用清洁的注射器（注射器型号不小于30毫升）	成人肠内营养支持的护理，中华护理学会团体标准T/CNAS 19–2020

附录：经皮内镜胃造瘘术（PEG）护理工作规范

（一）PEG导管的护理

1. 注入时机及方法

（1）推荐导管置入后3～6小时再开始注入溶液，以观察早期并发症，特别是出血相关并发症。

（2）初期应注入小剂量清水或配方营养液，而后在2～3天内逐渐增加至全量。

2. 管道及其附件（接头和固定扣）的护理

（1）应每日以棉签蘸淡肥皂液及温水清洗，使用后应再次冲洗并干燥。在非使用期间应保持导管封帽关闭。

（2）对于可更换导管，有必要定期充气检查球囊充盈。

（3）应每日将导管顺时针和逆时针旋转，以避免腹壁和胃壁之间的医疗器械相关压力性损伤。当改变导管固定位置时，需要每日监测以确保患者皮肤未受外部支撑垫压迫。在外部固定装置和皮肤之间不应放置敷料，以避免皮肤过度受压。仅当有渗液时才可放置敷料，一旦污染应及时更换。

（二）造瘘口的护理

（1）PEG导管置入之后，头两周内应使用淡肥皂液和温水由内而外清洗造瘘口周围皮肤，充分干燥后以无菌纱布和抗菌剂消毒造瘘口周围，观察有无红肿、炎症或胃液渗出。第1周内造瘘口肉芽组织少量液性渗出属于正常现象。

（2）建议患者使用比较宽松的敷料以避免造瘘口受压。如果造瘘口未发红，患者可在1周内淋浴。

（三）喂养期间的护理

（1）应选择使用恰当的配方营养制剂，避免给予普通研磨食物。为了方便经管道注射，普通食物常含有大量水分和油剂，以达到合适的稠度。

（2）规定配方营养制剂可通过注射器或低压鼻饲泵依赖重力持续或间歇注射。患者须采取30度～45度角体位以助胃排空及避免反流，该体位须维持到喂养结束1小时后。

（3）喂养配方营养制剂需在室温下，从小剂量开始，逐渐增加至可耐受剂量。

（4）食物或药物注入完毕后，还需缓慢注入50毫升水，用以冲洗管道内残渣。如果没有液体量限制的话，建议尽可能使用大剂量液体冲刷导管。在持续滴注营养液的病例中，应每4～6小时冲洗管道。建议使用30毫升以上的注射器进行冲洗，以避免因压力过高而引起的PEG导管附件损坏。

（5）如果PEG导管发生堵塞，使用胰酶混合碳酸氢盐溶液可有效疏通导管。导管再通后，需要用温水再次冲洗。

（6）可以通过缓慢回抽胃内容物的方法来决定是否开放导管进行喂养。当回抽胃内容物超过100毫升时，应将回抽物注回导管并暂停，1小时后再继续给予营养液。

（四）经PEG导管注射药物

（1）许多药物经水稀释后效果减弱，因此不建议混合注入。

（2）每次注药后使用5～30毫升水冲洗。

（3）不要将药物与营养制剂混合。

（4）肠溶片和缓释片不应研碎。咀嚼片、细胞毒性制剂和舌下含服片剂不建议通过PEG导管注射。禁止使用促肠容物成形药物（如美达施）。高渗和高浓度药物在注药前需用水稀释。华法林、苯妥英钠、硫酸吗啡、含铝抗酸制剂不应与营养制剂同时使用，以免延缓药物起效。

（5）如果情况允许，尽量选择液态药物。与固态药物相比，液态药物可避免硅胶PEG导管和鼻肠管堵塞。液态药物中所含山梨醇可导致腹泻，而非药物本身引起，因此不建议使用含山梨醇的药物。泡腾药物制剂也应避免，以防导管堵塞。

（五）PEG拔除和更换

（1）置管2～3周后，胃-皮肤瘘管形成，可以轻易拔除胃造瘘导管。PEG导管置管的原因解决后就可以拔除导管，这时，胃外瘘管24～72小时会自行闭合。

（2）由于慢性病或疾病进展需长期置管的患者，应定期更换导管，导管使用寿命一般为3～6个月，护理得当可以延长至12～18个月。

【参考资料】

［1］中华护理学会关于发布《成人鼻肠管的留置与维护》等
　　　3项团体标准的公告（护办发字［2021］26号）：成人鼻

肠管的留置与维护T/CNAS 20-2021.

［2］中华护理学会关于发布《成人有创机械通气气道内吸引技术操作》等10项团体标准的公告（护办发字［2021］3号）：成人肠内营养支持的护理T/CNAS 19-2020.

［3］蒋红，顾妙娟，赵琦.临床实用护理技术操作规范［M］.上海：上海科学技术出版社，2019.

［4］张玲娟，张雅丽，皮红英.实用老年护理全书［M］.上海：上海科学技术出版社，2019.

［5］黄金，李乐之.常用临床护理技术操作并发症的预防及处理［M］.北京：人民卫生出版社，2019.

［6］胡延秋，程云，王银云，夏文兰，冯颖.成人经鼻胃管喂养临床实践指南的构建［J］.中华护理杂志，2016，51（2）：133-141.

二

口服用药护理

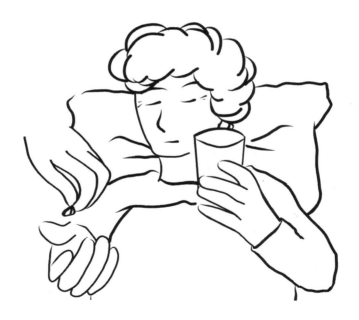

【概念】

药物通过口腔吞服或喝下后，会被胃肠道吸收，进入血循环，从而达到局部或全身治疗的目的。这是临床上常用、方便、经济、安全、适用范围最广的给药方法。需要口服的药物剂型有口服液、片剂、胶囊、冲剂、口含片、咀嚼片等。

【护患沟通】

"王奶奶，您好！我是您的责任护士小张。还有30分钟左右就要吃午饭了，我现在帮您倒水，您把午餐的餐前药吃了吧。"

"王奶奶，您吃药后要按时就餐，一会儿餐后还有药要吃哦。"

"王奶奶，您吃这几种药已有三天了，身体感觉好些了吗？有没有皮肤瘙痒、腹泻、恶心等不适，如果有请及时告诉我，医生会根据情况调整用药的。"

【操作规范】

（一）工作目标

遵医嘱正确为患者实施口服给药，并观察药物效果。

（二）工作规范

（1）遵循标准预防、安全给药原则。

（2）评估患者病情、过敏史、用药史、不良反应史。如有疑问应核对无误后方可给药。

（3）告知患者/家属药物相关注意事项，取得患者配合。

（4）严格遵循查对制度，了解患者所服药物的作用、不良反应，掌握不同剂型药物服用的方法。

①　口服液：属于液体制剂，绝大部分为溶液型，一般直接经口腔吞服即可。若服用铁剂建议使用吸管吸入，以免牙齿着色。

②　片剂和胶囊：可以先饮温水润喉，然后将药片或胶囊放在舌的后部，喝一口水咽下。若药片或胶囊太大可将药片研碎、胶囊倒出，置于汤匙中，加以温水混匀，再行口服。但如果是缓释胶囊、缓释片剂、肠溶片则必须整片整粒吞服，不能研碎或倒出。

③　冲剂：是药物细粉或提取物加赋形剂制成的干燥颗粒状制剂，服药时需用适量温水将药物融化，再进行口服。

④　口含片：一般通过舌下和口腔颊面黏膜吸收，需要在口腔内含化，使药物发挥作用。经口腔或舌下吸收比口服通过肠肝循环药物起效更快，利用率更高。

⑤　咀嚼片：对于难崩解的药物，制成咀嚼片，可直接经口腔咀嚼，加速其崩解速度，提高药效。

（5）口服用药时要注意服药方式，注意是空腹、餐前、餐后还是睡前服用，且要根据说明书或在医生指导下服用，不可盲目进行，以免造成不良后果。

（6）协助患者服药，为鼻饲患者给药时，应当将药物研碎溶解后由胃管注入。

（7）若患者因故暂不能服药者，暂不发药，并做好交班。

（8）对服用强心苷类药物的患者，服药前应当先测脉搏、心率，注意其节律变化，如脉率低于60次/分钟或者节律不齐时，不可以服用。

（9）观察患者服药效果及不良反应。如有异常情况及时与医师沟通。

（三）结果标准

（1）患者/家属知晓护士的告知事项，对服务满意。

（2）帮助患者正确服用药物。

（3）及时发现不良反应，采取适当措施。

【口服用药操作流程】

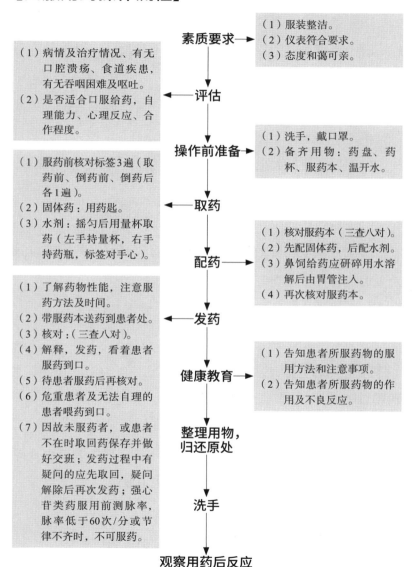

素质要求 →
（1）服装整洁。
（2）仪表符合要求。
（3）态度和蔼可亲。

评估 ←
（1）病情及治疗情况、有无口腔溃疡、食道疾患，有无吞咽困难及呕吐。
（2）是否适合口服给药，自理能力、心理反应、合作程度。

操作前准备 →
（1）洗手，戴口罩。
（2）备齐用物：药盘、药杯、服药本、温开水。

取药 ←
（1）服药前核对标签3遍（取药前、倒药前、倒药后各1遍）。
（2）固体药：用药匙。
（3）水剂：摇匀后用量杯取药（左手持量杯，右手持药瓶，标签对手心）。

配药 →
（1）核对服药本（三查八对）。
（2）先配固体药，后配水剂。
（3）鼻饲给药应研碎用水溶解后由胃管注入。
（4）再次核对服药本。

发药 ←
（1）了解药物性能，注意服药方法及时间。
（2）带服药本送药到患者处。
（3）核对：（三查八对）。
（4）解释，发药，看着患者服药到口。
（5）待患者服药后再核对。
（6）危重患者及无法自理的患者喂药到口。
（7）因故未服药者，或患者不在时取回药保存并做好交班；发药过程中有疑问的应先取回，疑问解除后再次发药；强心苷类药服用前测脉率，脉率低于60次/分或节律不齐时，不可服药。

健康教育 →
（1）告知患者所服药物的服用方法和注意事项。
（2）告知患者所服药物的作用及不良反应。

整理用物，归还原处

洗手

观察用药后反应必要时记录

【注意事项】

（1）严格执行查对制度。

（2）掌握患者所服药物的作用、不良反应，以及某些药物服用的特殊要求。

（3）如因特殊检查或因手术而禁食者，暂不发药，并做好交班。

（4）发药时，如患者提出疑问，应虚心听取，重新核对，确认无误后给予解释，再给患者服下。

（5）按药物性能，掌握服用的方法及注意事项。

（6）观察药物疗效及不良反应，对临时开具的特殊口服药及时进行评估及交班。

（7）鼻饲患者给药按"鼻饲护理"要求执行。

【并发症管理】

药物过敏

1. 临床表现

患者出现皮肤瘙痒、皮疹、荨麻疹等，严重者可出现呼吸困难、伪膜性肠炎、过敏性休克等严重反应。

2. 预防措施

给药前评估患者有无药物过敏史，加强药物观察。

3. 处理措施

发生过敏反应应立即停止给药，遵医嘱给予抗过敏治疗，严密观察患者病情，做好交接班。

【老年人居家护理关键点】

（一）老年人用药原则

（1）定期全面评估老年人用药情况，包括用药史、各系统老化程度、自我用药能力、心理社会状况等。

（2）用药前充分权衡利弊：成年人药物不良反应发生率随增龄而升高，不良反应发生率主要与老年人的疾病状况和多重用药等医疗因素有关。因此，老年人选用药物需要充分权衡、遵循个体化及最佳受益原则，确保用药合理性。

（3）避免多重用药：多重用药通常定义为5～10种及以上。多重用药可导致老年人发生药物不良反应的风险更高。

（4）制订个体化给药剂量：考虑到药物的有效性及安全性，应根据老年人的肝、肾功能调整用药剂量。老年人用药需要采取小剂量原则。需要使用首次负荷量的药物（如利多卡因、胺碘酮等），为了确保药物及时起效，老年人首次可用成年人剂量的下限，小剂量主要体现在维持量上。大多数药物不需要使用首次负荷量，小剂量主要体现在开始用药阶段，即"低起点，慢增量"，从小剂量（成年人剂量的1/5～1/4）

开始，密切观察，缓慢增量（在增量前，最好等待3个半衰期），以获得最大疗效和最小反应为准则，去探索每位老年人的最佳剂量。

（5）及时停药：老年人几种常见的需停药的情况：① 出现新的症状，考虑为药物不良反应时可停药；② 疗程结束后停药；③ 对症治疗药物应及时停药。

（6）老年人药物处方的质量控制：措施包括避免用药不当、恰当使用所需药物、监测副作用和药物浓度、避免药物相互作用，以及结合患者的经济情况和疾病观、生死观等。

（二）老年人用药指导

（1）加强老年人用药的健康指导工作。

（2）鼓励老年人首选非药物治疗措施。

（3）告知老年人不随意购买及服用药物。

（4）加强家属的安全用药教育。

（5）根据药物特性给予健康宣教。

1. 常见药物服药时的注意点

（1）对牙齿有腐蚀作用和使牙齿染色的药物，如酸类、铁剂，服用时可用饮水管吸入，服药后漱口；服用铁剂禁忌饮茶，以免铁盐形成，妨碍药物的吸收。

（2）止咳糖浆服后不宜饮水，以免降低疗效。同时服用多种药物应最后服用止咳糖浆。

（3）磺胺类药服后多饮水，防止尿少时引起肾小管阻塞；退热药多饮水可增强药物疗效。

（4）刺激食欲的健胃药应饭前服，以增进食欲；助消化药及对胃黏膜有刺激性的药物应饭后服，有利于食物消化或减少对胃壁的刺激。

（5）对服用强心苷类药物的患者，服药前应当先测脉搏、心率，注意其节律变化，如脉率低于60次/分或者节律不齐，不可以服用。

（6）硝酸甘油片应舌下含服。尽可能在舌下长时间保留一些唾液以帮助药片溶解。服用硝酸甘油片后至少5分钟内不要饮水。药物溶解过程中更不要吸烟、进食或嚼口香糖。

（7）使用降压药、利尿剂、降糖药、镇静催眠药时应注意观察不良反应，防止跌倒发生。特殊药物需要严格按照医嘱时间进行服药（餐前、餐中、餐后），以免影响疗效，造成不良反应。

（8）使用激素类喷剂后应该给老年人漱口，防止口腔感染。

（9）精神异常或认知障碍的老年人，以及特殊药物应监督患者服下后再离开。

（10）有吞咽障碍的老年人，片剂、胶囊过大的，可研碎服药，但需要咨询药师和医师。

（11）鼻饲给药时，应查看药物使用说明书或与医师共同核对药物的使用方式，并对药物的性状、能否研碎等进行评估。

（12）鼻饲给药前后，使用至少30毫升的温水冲洗营养管，防止药物与营养制剂发生混合；不宜将肠溶药和控释片研碎；药物不应直接添加在营养液中；应使用清洁的注射器（注射器型号不小于30毫升）。

2. 咀嚼片和胶囊的服药注意点

（1）咀嚼片服用时需注意：

① 在口腔内的咀嚼时间宜充分。

② 咀嚼后可用少量温开水送服。

③ 用于中和胃酸时宜在餐后1～2小时服用。

（2）胶囊服用时应注意：

① 不能将其破坏，通常应整粒吞服。

② 不宜用过热的水服用，易变软变黏，附着在食道壁上，造成损伤甚至溃疡。

③ 服用时头部不宜上仰，否则送服的水咽下后胶囊容易卡在食管中，应把头向下略前倾做吞咽动作，这样较容易吞下胶囊。

④ 吞下药物后不要马上躺下，间隔片刻后应再喝些水，以保证药物确实送达胃部。

⑤ 吞咽障碍的老年人及鼻饲老年人服用胶囊类药物，需咨询医师和药师。

3. 应根据病情、用药的目的和药物吸收快慢，决定服药时间

（1）空腹给药：要求药物充分吸收，奏效快而无刺激性的药物可在空腹服用。因为空腹时胃和小肠内基本无食物，服药后不会受食物干扰而影响吸收，使药物能保持较高浓度，迅速发挥作用。

（2）饭前服药（饭前30分钟）：健胃药、稀盐酸、胃蛋白酶等药物，在饭前服用可促进胃液分泌，增进食欲。抗生素类药物，饭前服用因无食物干扰可使药物在血中的浓度提高。

（3）饭后服药：胃中有食物，可减轻药物的刺激。凡是助消化的药物及对胃黏膜有刺激性的药物均宜在饭后服用。如阿司匹林等都对胃黏膜有刺激性，易产生恶心呕吐，故在饭后服用与食物混合可减轻其刺激性。

（4）睡前服药（睡前30分钟）：催眠药诱导入睡，应在睡前服，如安定、安眠酮等。缓泻药如酚酞、液体石蜡油等也在睡前服用，服药后于翌晨即可排便。

【知识更新】

更新知识点	传统理念	新 理 念	循证依据
鼻饲给药护理	给药时应先研碎，溶解后注入，鼻饲前后均应用20毫升水冲洗导管，防止堵塞	（1）鼻饲给药时，应查看药物使用说明书或与医师共同核对药物的使用方式，并对药物的性状、能否研碎等进行评估。 （2）鼻饲给药前后，使用至少30毫升的温水冲洗营养管，防止药物与制剂发生混合。 （3）不宜将肠溶药和控释片研碎。 （4）药物不应直接添加在营养液中。 （5）鼻饲给药，应使用清洁的注射器（注射器型号不小于30毫升）	（1）米元元，黄海燕，尚游，等.中国危重症患者肠内营养支持常见并发症预防管理专家共识（2021版）[R]中华危重病急救医学，2021，33（8）：897-899。 （2）成人肠内营养支持的护理，中华护理学会团体标准T/CNAS19-2020

【参考资料】

［1］米元元，黄海燕，尚游，等.中国危重症患者肠内营养支持常见并发症预防管理专家共识［J］.中华危重病急救医学，2021，33（8）：897-899.

［2］蒋红，顾妙娟，赵琦.临床实用护理技术操作规范［M］.上海：上海科学技术出版社，2019.

［3］张玲娟，张雅丽，皮红英.实用老年护理全书［M］.上海：上海科学技术出版社，2019.

三

翻身拍背护理

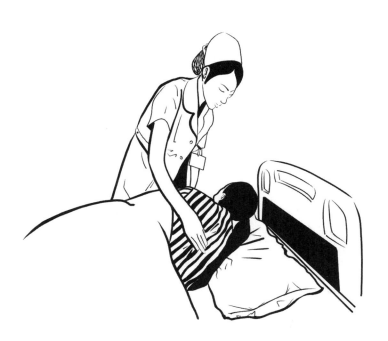

【概念】

翻身拍背是一种通过拍背使胸壁振动气道，使附着在肺、支气管内的分泌物脱落，并通过体位引流，使分泌物到达细支气管，让老年人通过咳嗽排出体外的物理方法，有效帮助老年人将肺深部的痰液排除，防止感染加重。

【护患沟通】

"王奶奶，您好，由于您长期卧床，痰不易咳出，需要替您进行一次翻身拍背，这样可以减少并发症，同时增进您的舒适度。若是在拍背过程中您有什么不舒服，或是感觉疼痛请立刻告诉我，我会尽量动作轻柔些。请您配合我好吗？"

"翻身的时候，请您用手轻轻护住自己的伤口，在翻身过程中，若是感觉伤口疼痛，或是导管有牵拉的感觉，请及时告知我，您不要太紧张。"

"王奶奶，我现在为您拍背的力度可以吗？痛不痛？您现在想要咳痰吗？"

"王奶奶，手术前教您的咳痰方法还记得吗？对，先深呼吸5～6次，然后深深吸气后保持张口状，连续咳嗽数次将痰液咳到咽部附近，再用力将痰排出。"

"现在我已经为您翻好身了，床已铺平整，背部、膝关节处软枕头垫好了，这样侧躺着您感觉舒服吗？还有，平时您需要多饮水、饮食宜清淡，如粥、面条等食物，少吃油炸、辛辣食品，如辣椒、咸菜等，这些食物会加重您痰液的生成。您还要注意保暖。平时睡觉的时候您注意不要压到身上的管子，我会根据情况（至少每2小时一次）来替您翻身，如果您有什么不舒服，如伤口痛、管子有被牵拉住的感觉，请及时按铃告诉我。"

【操作规范】

（一）工作目标

对不能有效咳痰的患者进行拍背，促进其痰液排出，保持呼吸道通畅；协助不能自行移动的患者更换卧位，减轻局部组织压力，预防压疮的发生；使患者舒适，减少并发症的发生，如坠积性肺炎等。

（二）工作规范

（1）遵循节力、安全的原则。

（2）告知患者，做好准备。翻身前要评估患者的年龄、体重、病情、肢体活动能力、心功能情况，有无手术、引流管、骨折和牵引等。有急性心肌梗死、活动性内出血、咯血、气胸、肋骨骨折、肺水肿、低血压、严重骨质疏松等，禁止背部叩击。

（3）根据护理对象不同的身体状况及护理要求，确定翻身的频次、体位、方式，选择合适的皮肤减压用具。

（4）固定床脚刹车，妥善处置各种管路。

（5）翻身过程中注意患者安全，避免拖拉，保护局部皮肤。烦躁患者可选用约束带。如有皮肤压力性损伤，可参照Braden压力性损伤风险评估量表，从感知、潮湿、活动能力、移动能力、营养及摩擦力和剪切力六个方面进行评估，根据总分将压力性损伤的风险程度分为低危、中危、高危和极高危。

（6）床上翻身及移动的技术规范：

① 辅助患者向患侧翻身的技术规范：患者仰卧，抬起健侧下肢向前摆动，健侧上肢也向前摆动。辅助者将一只手放在患侧膝上，促进患侧腿向外旋，完成翻身后将患侧肢体摆放在正确位置。

② 辅助患者向健侧翻身的技术规范：患者双手交叉握在一起支持患侧上肢，患侧下肢屈曲，辅助者双手分别置于患侧臀部和足部，用适当的力量将患者翻向健侧，再将患侧肢体放在正确位置。

③ 辅助患者向侧方移动的技术规范：患者腿屈曲，足放在床上，抬臀，并向一侧移动，辅助者可在患侧协助，然后患者将肩向同样方向移动，最后将双腿向同样方向移动，使身体成直线。

④ 辅助患者向前方或后方移动的技术规范：患者坐于床

上，先把重心移到一侧臀部，对侧臀部抬起并前移，然后将重心转移到前移的臀部，另一侧臀部再抬起并前移，陪护者可站在其患侧，用手把住患侧大腿外侧根部，帮助患者转移重心。应用同样的方法，可让患者两侧臀部交替后移。

（7）翻身时，根据病情需要，给予护理对象拍背，护理人员的手指并拢弯曲，拇指紧靠食指，手呈握杯状，以手腕力量有节律地叩击，以促进排痰。叩背原则：从下至上从外至内，背部从第十肋间隙、胸部从第六肋间隙开始向上叩击至肩部，注意避开乳房及心前区，力度适宜，叩击时发出空而深的拍击音表明手法正确。密切观察护理对象，及时清除口腔分泌物。在移动的过程中，避免拖拉拽，妥善处理各种管路。每肺叶叩击3分钟，每分钟80～100次，叩击时间5～10分钟为宜。

（8）有效深呼吸及咳嗽训练方法：

① 腹式呼吸：两膝轻轻弯曲使腹肌松弛；患者一手放于胸骨柄部，另一手放于上腹部；由鼻子缓慢深吸气至腹部徐徐凸隆至不能再吸入气体，憋气约2秒，感觉腹部的手有向上抬起的感觉；然后缩唇慢慢呼气至腹部凹陷，腹部的手有下降感；呼气时间是吸气时间的2倍，每分钟呼吸7～8次，每次10～15分钟，每日2次。

② 有效咳嗽：先进行数次深呼吸运动。排痰前，先轻咳几次使痰松动，再用口深吸一口气后屏气3～5秒，从胸腔进

行2～3次短促有力的咳嗽，张口咳出痰液。有伤口时指导患者先从两侧按压住伤口，再进行锻炼。

（9）翻身后，患者胸背平面与床面呈30度角，体位应符合病情需要。适当使用皮肤减压用具。

（10）对有各种导管或输液装置者，应先将导管安置妥当后仔细检查，保持导管通畅，防止非计划性拔管。

（11）如有石膏固定者，为防止受压，翻身后应注意患处位置及局部肢体的血运情况。手术患者翻身时，应先检查敷料是否干燥、有无脱落，如分泌物浸湿敷料，应先更换敷料并固定妥当后再翻身，翻身后注意伤口不可受压。

（12）颅脑手术者头部不可剧烈翻动，应取健侧卧位或平卧位，在翻身时要注意，以免引起脑疝、压迫脑干，导致患者死亡。

（13）颈椎或颅骨牵引者，翻身时不可放松牵引，应使头、颈、躯干保持在同一水平位翻动。翻身后注意牵引方向、位置以及牵引力是否正确，翻身角度不可超过60度。

（三）结果标准

（1）患者/家属能够知晓护士告知的事项，对服务满意。

（2）卧位正确，管道通畅；有效清除痰液。

（3）护理过程安全，局部皮肤无擦伤，无其他并发症。

（4）护理过程安全，患者出现异常情况时，护士处理及时。

【单人翻身、拍背护理操作流程】

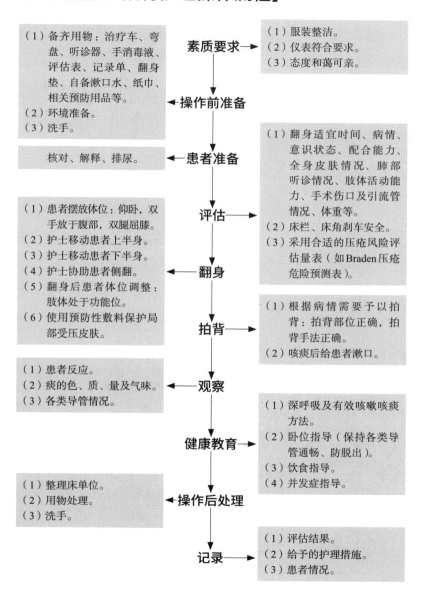

（1）备齐用物：治疗车、弯盘、听诊器、手消毒液、评估表、记录单、翻身垫、自备漱口水、纸巾、相关预防用品等。
（2）环境准备。
（3）洗手。

素质要求 → （1）服装整洁。
（2）仪表符合要求。
（3）态度和蔼可亲。

↓ **操作前准备**

核对、解释、排尿。 ← **患者准备**

评估 → （1）翻身适宜时间、病情、意识状态、配合能力、全身皮肤情况、肺部听诊情况、肢体活动能力、手术伤口及引流管情况、体重等。
（2）床栏、床角刹车安全。
（3）采用合适的压疮风险评估量表（如Braden压疮危险预测表）。

（1）患者摆放体位：仰卧，双手放于腹部，双腿屈膝。
（2）护士移动患者上半身。
（3）护士移动患者下半身。
（4）护士协助患者侧翻。
（5）翻身后患者体位调整：肢体处于功能位。
（6）使用预防性敷料保护局部受压皮肤。 ← **翻身**

拍背 → （1）根据病情需要予以拍背：拍背部位正确，拍背手法正确。
（2）咳痰后给患者漱口。

（1）患者反应。
（2）痰的色、质、量及气味。
（3）各类导管情况。 ← **观察**

健康教育 → （1）深呼吸及有效咳嗽咳痰方法。
（2）卧位指导（保持各类导管通畅、防脱出）。
（3）饮食指导。
（4）并发症指导。

（1）整理床单位。
（2）用物处理。
（3）洗手。 ← **操作后处理**

记录 → （1）评估结果。
（2）给予的护理措施。
（3）患者情况。

【轴线翻身法护理操作流程】

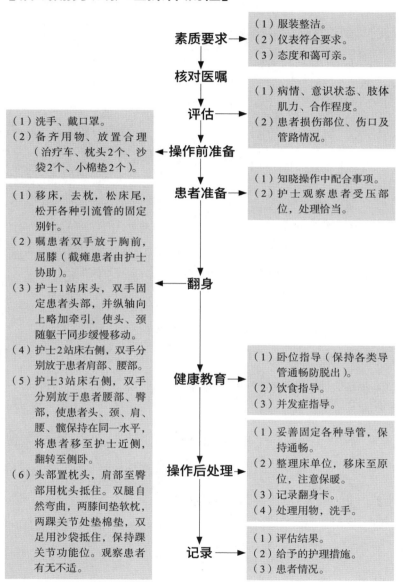

素质要求 →
（1）服装整洁。
（2）仪表符合要求。
（3）态度和蔼可亲。

核对医嘱

评估 →
（1）病情、意识状态、肢体肌力、合作程度。
（2）患者损伤部位、伤口及管路情况。

（1）洗手、戴口罩。
（2）备齐用物、放置合理（治疗车、枕头2个、沙袋2个、小棉垫2个）。
→ **操作前准备**

患者准备 →
（1）知晓操作中配合事项。
（2）护士观察患者受压部位，处理恰当。

（1）移床，去枕，松床尾，松开各种引流管的固定别针。
（2）嘱患者双手放于胸前，屈膝（截瘫患者由护士协助）。
（3）护士1站床头，双手固定患者头部，并纵轴向上略加牵引，使头、颈随躯干同步缓慢移动。
（4）护士2站床右侧，双手分别放于患者肩部、腰部。
（5）护士3站床右侧，双手分别放于患者腰部、臀部，使患者头、颈、肩、腰、髋保持在同一水平，将患者移至护士近侧，翻转至侧卧。
（6）头部置枕头，肩部至臀部用枕头抵住。双腿自然弯曲，两膝间垫软枕，两踝关节处垫棉垫，双足用沙袋抵住，保持踝关节功能位。观察患者有无不适。
← **翻身**

健康教育 →
（1）卧位指导（保持各类导管通畅防脱出）。
（2）饮食指导。
（3）并发症指导。

操作后处理 →
（1）妥善固定各种导管，保持通畅。
（2）整理床单位，移床至原位，注意保暖。
（3）记录翻身卡。
（4）处理用物，洗手。

记录 →
（1）评估结果。
（2）给予的护理措施。
（3）患者情况。

【注意事项】

（1）翻身拍背前必须进行安全评估，特殊患者必要时请床位医生协助完成以确保安全。

（2）注意患者保暖、隐私及安全。

（3）根据患者病情及皮肤受压情况确定翻身间隔时间，必要时按需翻身。翻身前将床放平，宜在饭前进行翻身，饭后1小时内禁止翻身。

（4）翻身时忌推、拉、拖等动作，应在患者肩、腰、臀、膝部用力，以免皮肤损伤。注意节力原则。

（5）翻身前，检查伤口敷料是否潮湿或脱落，如有，应先换药再翻身。置管患者翻身前后，均应检查导管有无脱落、移位、扭曲、受压等。

（6）选择适宜的时间进行拍背，进餐后2小时内禁止拍背。操作时应避开骨骼突起部位（胸骨、肩胛骨、脊柱）、纽扣、拉链等，以免皮肤破损。

（7）拍背力量适中，防止因拍背引起痰液震动涌到大气道或操作不当引起反流误吸致吸入性肺炎。

（8）翻身拍背时密切观察患者面色、呼吸、心率、血压、口唇颜色、有无大汗淋漓等，询问有无头晕不适，如有不适立即停止，通知医生，配合处理。

（9）拍背禁忌证：心衰、心梗、房颤、咯血、肺栓塞、肺结核、未经引流的气胸、肋骨骨折及有病理性骨折史、低血压、肺水肿、全身出血倾向、生命体征不稳定等。

【并发症管理】

（一）坠床

1. 临床表现

患者身体部分或全部跌落至床下。

2. 预防措施

（1）操作前告知患者，向患者说明翻身的目的、可能出现的并发症及注意事项，取得患者配合。

（2）拉起床栏。

3. 处理措施

（1）护士立即到患者床旁，评估生命体征及病情，迅速通知医生。

（2）配合医生进行检查，正确搬运患者至床上，采取必要的急救措施。

（3）严密观察病情变化，及时向医生汇报。

（4）及时记录坠床时间、原因、病情及处理措施和效果，认真做好交接班。

（二）继发性脊髓神经损伤

1. 临床表现

原有神经压迫症状加重或出现呼吸肌麻痹、感觉运动及大小便功能障碍。

2. 预防措施

（1）患者有颈椎损伤时，翻身必须由三人操作，勿扭曲或者旋转患者的头部，固定头部的操作者，沿纵轴向上略加牵引，使患者头、颈随躯干一起缓慢移动。

（2）翻身过程中及翻身后询问患者感受，如有不适需立即停止操作，通知医生。

3. 处理措施

（1）立即评估患者的意识、生命体征，询问有无手足麻木、感觉运动减退或丧失等不适，并及时通知医生。

（2）配合医生进行检查，根据病情予以吸氧、心电监测，必要时采取急救措施。

（3）做好患者的心理疏导。

（三）植骨块脱落

1. 临床表现

（1）颈椎植骨块向前脱落可压迫食管、气管，患者表现为吞咽困难或进食有阻挡感，呼吸困难甚至窒息；刺激血管引起颈部血肿时，患者颈部有紧实感，心急气躁，呼吸费力，心率加快，口唇发绀。

（2）颈椎植骨块向后脱落压迫脊髓或神经，患者表现为原神经压迫症状加重，甚至出现瘫痪。

2. 预防措施

（1）术后颈部制动，可将沙袋置于颈部两侧。

（2）翻身时头颈躯干保持在同一水平，侧卧时枕高应为肩的宽度，头颈位于中立位，不可倾斜过伸或过屈。

（3）术前备氧气、吸引装置、呼吸气囊、气管切开包等于床旁。

3. 处理措施

（1）立即通知医生。

（2）密切观察患者生命体征，尤其是其呼吸情况、吞咽情况、肢体的感觉及反射情况。

（3）配合医生，做好再次手术的准备。

（4）安抚患者情绪。

（四）椎体关节突骨折

1. 临床表现

局部肌肉痉挛、疼痛、活动受限，尤其旋转活动严重受限。还可能有神经根刺激症状，表现为相应部位的放射性疼痛或感觉异常。

2. 预防措施

（1）翻身角度不可超过60度。

（2）翻身过程中患者突然告知不适时，必须予以重视，不可强行翻身。

3. 处理措施

（1）立即缓慢降低翻身角度，置患者于舒适卧位。

（2）通知医生，必要时进行X线检查。

（五）管道脱落

1. 临床表现

管道脱出至体外。

2. 预防措施

（1）妥善固定各管道，保证各管道有足够的长度。

（2）做好健康宣教，严防患者突然自行翻转。

（3）翻身时宜缓慢，将后路引流管置于患者背侧，前路引流管置于患者腹侧。

3. 处理措施

（1）普通引流管脱落后，护士应立即检查管道断端的完整性，通知医生换药，必要时协助医生做好重新置管的准备。

（2）胸腔闭式引流管脱落后，立即用凡士林纱布捂住引流口，用胶布牢固封闭，复查胸部X线，如结果报告正常，

4～5日后取出凡士林纱布即可；如胸腔积血积气等无好转甚至加重，即没有达到拔除引流管的指征，则先用凡士林纱布封堵引流口，再重新选择原引流口邻近的肋间隙作胸腔闭式引流术。

（3）观察伤口渗血渗液情况及患者的生命体征。

（4）记录管道脱落的时间、原因及处理经过，做好交接班。

【老年人居家护理关键点】

（1）长期卧床的老年人注意减少身体受压处压力：勤翻身，根据情况至少每2小时翻身一次，有条件使用气垫床；观察老年人受压部位皮肤情况。

（2）翻身过程中注意安全：防止坠床，正确使用床栏；翻身后侧卧时老年人面部切勿朝下，以防止窒息，并应询问老年人有无不适。

（3）翻身时注意保暖，尤其天气寒冷时。

（4）翻身前妥善安置各类导管，翻身时避免牵拉，翻身后保持各类导管通畅；如果老年人有躁动或意识障碍，必要时使用约束带，防止老年人自行拔除导管导致各种意外发生。

（5）如为骨折的老年人翻身，上下动作应协调好，保护好老年人肢体，防止骨折再移位。

（6）应指导清醒、可以配合的老年人有效咳嗽：缓慢深呼吸数次后，深吸气至膈肌完全下降，屏气数秒然后进行2～3次短促有力的咳嗽，缩唇将余气尽量呼出，循环2～3次，休息或正常呼吸几分钟后可再反复进行，每天坚持练习。

（7）根据病情确定翻身频次，翻身宜在饭前进行，饭后1小时内禁止翻身。

（8）选择适宜的时间进行拍背（饭前30分钟或饭后2小时）；操作时应避开骨骼突起部位（胸骨、肩胛骨、脊柱）、纽扣、拉链等，以免皮肤破损。拍背力量适中。拍背时注意保护胸、腹部伤口，合并气胸、肋骨骨折时禁忌拍背。

（9）指导有肢体功能障碍的老年人自主翻身的技巧：

① 独立向患侧翻身的技巧：仰卧位，双手交叉握，健侧上肢带动患侧上肢伸展，健侧下肢屈曲，患侧下肢伸直。双上肢先摆向健侧，再摆向患侧，可重复摆动，当摆向患侧时，顺势将身体翻向患侧。

② 独立向健侧翻身的技巧：仰卧位，将健侧腿置于患侧腿下方，双手交叉握，向上伸展上肢，左右摆动，当摆至健侧时，顺势将身体翻向健侧，同时以健侧腿带动患侧腿，翻向健侧。

【知识更新】

更新知识点	传统理念	新 理 念	循证依据
成人机械通气患者俯卧位护理	无	规定了成人机械通气患者俯卧位的基本要求、评估、实施要点、俯卧位期间护理及并发症预防（详见附录）	成人机械通气患者俯卧位护理.T/CNAS 23-2023
翻身的频次	每次翻身间隔2小时	翻身间隔时间是一个动态的过程，应根据评估结果进行调整	李飞等.压疮危险人群翻身间隔时间最佳证据总结[J].护理学报，2018，25（11）：21-25
翻身的时机	无	翻身宜在饭前进行，饭后1小时内禁止翻身	李飞等.压疮危险人群翻身间隔时间最佳证据总结[J].护理学报，2018，25（11）：21-25
拍背的时机	无	拍背宜在饭前进行，饭后2小时内禁止拍背	李飞等.压疮危险人群翻身间隔时间最佳证据总结[J].护理学报，2018，25（11）：21-25

附录：成人机械通气患者俯卧位护理

（一）术语和定义

俯卧位即一种俯卧于床上的体位姿势。

（二）基本要求

（1）遵医嘱对机械通气患者实施俯卧位技术。

（2）每次实施俯卧位操作时，均应有医生在场。

（3）备好急救设备和急救药品。

（4）呼吸道传染性疾病患者，隔离要求和操作者的自我防护应符合WS/T 311的规定。

（三）评估

（1）评估患者的生命体征、血氧饱和度等。

（2）评估机械通气模式、潮气量、气道压力、报警限设置等参数。

（3）使用风险评估量表评估压力性损伤的风险，高风险部位应使用减压工具进行保护。

（4）评估患者的管路种类及固定情况，宜夹闭尿管、胃管等非紧急管路。

（5）使用RASS或SAS表评估患者镇静状态，维持RASS评分−3～−4分或SAS评分2分。

（6）使用CPOT或BPS评估患者的镇痛状态，维持CPOT评分0分或BPS评分3分。

（7）保持气道通畅，双重固定气管插管，维持气囊压力25～30厘米水柱（1厘米水柱=98.066 5帕斯卡）。

（8）充分清理口鼻腔、气道分泌物，呼吸机纯氧通气2分钟。

（四）实施要点

（1）由至少5名操作者执行。若正在接受CRRT、ECMO等治疗，宜增加操作者1～2名。

（2）宜选择最重要管路的对侧作为翻身方向。

（3）应去除患者前胸位置的电极片，宜保留有创血压和血氧饱和度监测。翻身过程中，应实时监测血氧饱和度、心率及血压。

（4）翻身过程中，应由1号位操作者发号施令，指挥整个翻身过程。

（5）将患者置于平卧位，左右双侧同时夹心式卷曲翻身并固定患者。

（6）将患者向翻身方向对侧平移至床沿；由平卧位调整为90度角侧卧位；由90度角侧卧位调整为俯卧位。

（7）在患者背部对应位置贴电极片进行持续心电监护。

（8）应确定人工气道固定通畅，并保持有效通气。

（9）应开放所夹闭的管道，保持患者全身管道的通畅及固定。

（五）俯卧位期间护理

（1）应保持头偏向一侧，充分暴露人工气道，密切观察人工气道通畅情况。

（2）应持续监测患者心率、呼吸、血压、血氧饱和度，每1小时观察并记录患者意识、瞳孔、呼吸机参数。

（3）应使用RASS或SAS评分量表监测患者的镇静深度，维持RASS评分为－3～－4分或SAS评分为2分。

（4）应使用CPOT或BPS评分量表监测患者的镇痛深度，维持COPT评分为0分或BPS评分为3分。

（5）宜调整患者体位为头高脚低斜坡卧位，床头抬高10度～30度。

（6）应避免患者眼球受压，患者眼睑应保持闭合。

（六）并发症预防

1. 非计划性拔管

（1）翻身前，应检查管路固定情况。

（2）管路应预留足够的长度，必要时使用延长管。

（3）翻身过程中，操作者动作应保持同步，避免不必要的管路牵扯。

（4）翻身结束后，应立即检查所有管路是否固定且通畅。

（5）俯卧位机械通气期间，宜每2小时检查管路固定情况。

2. 反流与误吸

（1）宜使用幽门后喂养。

（2）使用肠内营养的患者，翻转至俯卧位前，应暂停肠内营养，并监测胃残余量。

（3）俯卧位机械通气期间，应避免腹部受压，每次调整体位后均需检查腹部受压情况。

3.压力性损伤

（1）每2小时观察压力性损伤高风险部位皮肤受压情况，检查受压部位保护措施是否有效。

（2）每2小时进行左右侧卧位翻身，角度为15度～30度，躯干朝向应与头部朝向保持一致。

（3）悬空鼻尖、腹部、女性胸部、男性生殖器等易受压部位。

4.血流动力学紊乱

（1）持续心电、血氧饱和度和动脉血压监测。

（2）及时调整血管活性药物剂量。

（3）避免在血流不稳定时进行俯卧位翻身。

（4）俯卧位通气期间，患者出现恶性心律失常、严重血流动力学不稳定、心搏骤停及气管导管异位等情况时，应立即终止俯卧位通气。

【参考资料】

［1］中华护理学会关于发布《成人机械通气患者俯卧位护理》等10项团体标准的公告（护办发字［2023］4号）：成人机械通气患者俯卧位护理.T/CNAS 23-2023.

［2］张玲娟，张雅丽，皮红英.实用老年护理全书［M］.上海：上海科学技术出版社，2019.

［3］李飞.压疮危险人群翻身间隔时间最佳证据总结［J］.护理学报，2018，25（11）：21-25.

［4］张月霞，吴梅兰.风险管理联合Braden评估表在预防压疮中的应用［J］.中国卫生标准管理，2018，9（24）：180-183.

［5］金霞，宗疆，张雷.老年人照料护理手册［M］.北京：科学出版社，2017.

［6］范利，王陇德，冷晓.中国老年医疗照护基础篇［M］.北京：人民卫生出版社，2017.

［7］田素斋.老年照护实训技能及评估量表［M］.北京：科学技术资料出版社，2016.

四

压力性损伤护理

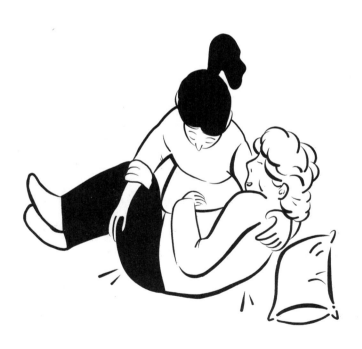

【概念】

压力性损伤是皮肤和/或皮下组织的局限性损伤，由压力或压力合并剪切力作用所致，通常发生在骨隆突处部位，也可能与医疗器械或其他物体有关。可表现为局部组织受损但表皮完整或开放性溃疡，并可能伴有疼痛。剧烈和（或）长期的压力或压力联合剪切力可导致压力性损伤出现。皮下软组织对压力和剪切力的耐受性受环境、营养、灌注、合并症和软组织条件的影响。

【护患沟通】

"王奶奶，您好，我是您的责任护士小王，为了给您提供更好的护理服务，预防压力性损伤，我需要全面了解一下您的健康情况。"

"您能自己翻身吗？您慢慢翻个身给我看看吧。王奶奶，我看您体重有点超标，平时胃口好吗？喜欢吃什么类型的食物？"

"王奶奶，您还是要调整一下饮食习惯和饮食结构哦，肥胖可是压力性损伤的高危因素。您有糖尿病或贫血、自身免疫性疾病吗？"

"哦，血糖偏高也是发生压力性损伤的危险因素，要引起重视。"

　　"王奶奶，您有没有注意到，随着时间的推移，坐在同一个位置会变得不舒服？这就提示我们该改变一下位置了。如果不动，皮肤就会被施加恒定的压力，从而限制血液流动。如果没有足够的血液流动，皮肤和皮下组织就会发生损伤。您看隔壁床的阿婆，一旦发生压力性损伤多痛苦啊！所以您平时要做好预防，勤翻身，每2小时翻身一次；要注意营养均衡，摄入足够的优质蛋白（鱼、虾、肉）等；保持衣物平整，床单位清洁干燥；每天要检查一下皮肤有没有发红的迹象；也可以用些预防性的敷料。"

　　"还有就是如果有条件的话可以在家买个气垫床或者高级别的泡沫床垫，对于患肢也可适当进行或主动或被动的关节活动。"

【操作规范】

（一）工作目标

　　预防高危人群压力性损伤发生，减轻已有压力性损伤患者的痛苦。

（二）工作规范

1. 准确掌握压力性损伤的分期

　　（1）1期压力性损伤：皮肤完整，出现压之不褪色的局限性红斑。

（2）2期压力性损伤：部分皮层缺失或出现水疱。

（3）3期压力性损伤：全皮层缺失（脂肪组织暴露）。

（4）4期压力性损伤：全皮层缺失（肌肉或骨骼暴露）。

（5）不可分期压力性损伤：皮肤全层或组织全层缺失（深度未知）。

（6）深部组织压力性损伤：皮肤出现持续性的手指按压不变白，可见坏死的皮下组织（深度未知）。

2. 采取有效的预防措施，将压力性损伤的发生率降到最低程度

（1）体位安置与变换：改变体位有利于维护患者的舒适、尊严和功能，同时也能增进护士与患者交流及密切观察皮肤状况的机会。

① 卧位：至少每2小时协助患者翻身，尽量将患者安置于30度角侧卧位，因为此时接触面压力最低，尽量避免90度角侧卧位，因为此时接触面压力最高。可用30度角体位垫或枕头支撑患者背部，协助患者翻身时应避免拖拽患者；避免患者足跟压力性损伤，可用枕头或泡沫垫将患者小腿全部垫起，避免出现高压区域，尤其是跟腱下面的部位；应使患者膝关节处于稍弯曲的状态，以免腘静脉受压而增加深静脉血栓的风险；抬高床头角度小于30度，以免剪切力的发生，如病情需要必须抬高床头大于30度角，可以先抬高床尾至一定

高度，再抬高床头，以免在患者骶尾部形成较大剪切力。

②坐位：虽然压力性损伤常发生于卧床患者，但研究表明坐位、半卧位时组织承受的压力大于卧位，因此在病情允许时，应避免长时间将患者置于坐位和半卧位。对于长期坐轮椅的患者，应尽量减少其在没有减压措施保护下保持长时间坐姿。为坐轮椅或椅子的患者调节至合适的角度，防止患者从椅子或轮椅上向前滑落，调整踏板和扶手以维持合适的姿势，有利于压力重新分配，减轻坐骨压力，同时应确保双足得到合适的支撑。

（2）支撑面的应用：支撑面是指用于压力重新分布的特殊装置，可降低皮肤接触面压力，其设计理念在于管理组织负荷、微环境和其他治疗功能，包括普通床垫、各种气垫床、高规格泡沫床垫、羊皮制品、枕头、轮椅坐垫等。

（3）皮肤保护：保持皮肤完整性和微循环处于良好状态，有利于增强皮肤对于压力的耐受性。具体措施包括使用局部减压产品、正确搬运患者、皮肤清洁和使用皮肤保护产品等。

（4）营养支持：对压力性损伤高危人群进行营养筛查并积极采取营养干预是预防压力性损伤发生的重要环节，需要营养师、营养专科护士、医师等共同会诊，制订合理的个性化营养支持方案，并监测和评价营养支持效果。

（5）敷料应用：建议在经常受到摩擦力与剪切力影响的

骨隆突处应用聚氨酯泡沫敷料预防压力性损伤，并采取其他预防措施。

3. 一旦发生压力性损伤，应立即根据其程度采取及时、有效的处理措施，促进压力性损伤的愈合

（1）评估伤口：入院时即应进行评估，以后及时动态评估。包括损伤的位置、伤口大小和深度、伤口渗液、伤口床情况、伤口边缘及周围皮肤情况、窦道、潜行或腔隙、伤口有无感染、伤口气味、患者疼痛和不适的程度、患者全身因素。

（2）疼痛管理：护理人员应积极关注压力性损伤相关的疼痛，定期、规范地为压力性损伤患者进行疼痛评估。更换敷料时动作轻柔，同时尽量选择引起疼痛相对较小的敷料。

（3）伤口清洗：每次更换敷料时都需要清洗压力性损伤伤口及伤口周围皮肤，清洗伤口时尽量减少对健康肉芽组织的损伤。2010年美国伤口造口失禁协会更新的压力性损伤预防和处理指南均建议用饮用水、蒸馏水、冷开水或生理盐水清洗压力性损伤伤口，同时提出冲洗的方式更好。对于有坏死组织、确诊感染、疑似感染或疑似细菌严重定植的创面可用含有表面活性剂和（或）抗菌剂的清洗液清洗，但需用生理盐水冲洗干净。

（4）伤口清创：可以联合应用外科清创、保守性锐器清创、自溶清创、酶清创、机械清创和生物清创方法。

（5）敷料的选择及应用：透明薄膜类敷料、水胶体敷料、水凝胶敷料、泡沫敷料、藻酸盐敷料等在缩短压力性损伤愈合时间、减少换药次数及提高压力性损伤治愈率等方面有一定优势。对于3期或4期压力性损伤，可以考虑应用负压伤口治疗技术。

（6）各期压力性损伤的临床处理原则：

① 1期压力性损伤：增加患者翻身次数，避免摩擦、潮湿及排泄物对患者皮肤的刺激，加强营养，发红区域不可加压按摩，可以用泡沫敷料或水胶体敷料置于患者皮肤发红区域或骨突处，还可以用液体敷料治疗。

② 2期压力性损伤：除继续加强上述措施外，有水疱时，未破的小水疱要减少摩擦，让其自行吸收；大水疱可在无菌操作下用注射器抽出水疱内液体，保留疱皮，用无菌敷料覆盖。对于开放性伤口，根据渗出液多少选择敷料，如渗液较多时可选用藻酸盐敷料，渗液较少时选用水胶体敷料。

③ 3期和4期压力性损伤：这2期压力性损伤的创面通常有较多坏死组织覆盖，首先需充分评估伤口情况，根据坏死组织特点选择合适的清创方法，少量多次清除坏死组织，直至清除干净。根据不同愈合时期渗液的特点合理选择敷料，同时注意保护伤口周围皮肤。当伤口存在感染或可能感染时，需留取分泌物或组织进行细菌培养加药敏试验，根据结果合

理选用抗生素。

④ 不可分期压力性损伤：需彻底清除坏死组织或焦痂，足跟部稳定的焦痂不应该被清除。

⑤ 深部组织损伤期压力性损伤：加强护理措施避免局部皮肤继续受压，减轻剪切力和摩擦力的发生，局部皮肤完整时需加以保护，可以用液体敷料改善局部皮肤营养，避免按摩。如出现水疱可按2期压力性损伤处理；如出现较多坏死组织或暴露深部组织，可按3、4期压力性损伤处理。

4. 术中获得性压力性损伤预防

（1）定义：患者在实施手术过程中发生的压力性损伤。

（2）基本要求。

① 应对所有手术患者进行压力性损伤风险评估。

② 应根据术中压力性损伤的风险级别，采用分级预防措施。

（3）风险评估。

① 评估时机：应在择期手术的术前一日或入手术间时、急诊手术接诊时进行压力性损伤风险评估；术中应结合患者手术进程动态评估。

② 评估工具。

a. 应使用CORN术中获得性压力性损伤风险评估量表进行风险评估。

b. 风险评估分值赋分应遵循量表评定细则。

c. 术前评估与风险界定：风险因素包括麻醉分级、身体质量指数（BMI）、受压部位皮肤状态、术前肢体活动、预计手术时间、糖尿病6项。总分小于9分为低风险，9～14分为中风险，大于14分为高风险。

d. 动态评估与风险界定：风险因素包括体温丢失因素、手术出血量、压力剪切力改变和实际手术时间4项。总分小于8分为低风险，8～12分为中风险，大于12分为高风险。

（4）预防措施。

① 术前。

a. 评定为低风险的患者，采取下列标准预防措施：

- 应保持受压部位皮肤清洁、干燥，避免床单位潮湿和皱褶。

- 宜使用具有记忆海绵手术床垫，预防术中压力性损伤；床垫应保持弹性和支撑度良好，无"触底"现象，避免手术床垫过硬。

- 应规范安置手术体位，观察手术体位受压部位皮肤状态，保持肢体、躯干处于功能位，避免过度牵拉增加剪切力。

- 肢体宜使用棉质/海绵/凝胶/流体等材质体位垫托起，仰卧位、人字分腿位、侧卧位等手术患者足跟可采用肢体托起装置，保持悬浮状态。截石位手术患者搁腿架上可使用凝胶/泡沫垫增加支撑面，分散膝部和小腿腓肠肌肢体压力，避免跟腱和腘静脉受压；俯卧位时，应选择合适的体位垫预防眼部、男性生殖器和女性乳房等部位的压力性损伤。

b. 评定为中风险的患者，在低风险预防措施基础上，体位安置前可在手术床上使用凝胶/流体等材质体位垫。

c. 评定为高风险的患者，在中风险预防措施基础上，应在各种手术体位的受压部位使用预防性敷料。

② 术中。

a. 评定为低风险的患者，采取下列标准预防措施：

- 可采用盖被、肢体包裹、冲洗液加温、环境温度调节等综合保温措施，维持核心体温在正常范围内。

- 观察术中出血量及血压变化，遵医嘱输注液体或血制品类别，维持循环稳定。

- 术中调整或变换手术体位时，应在体位受压部位增加棉质/海绵/凝胶/流体等体位垫进行减压预防。

b. 评定为中风险的患者，在低风险预防措施基础上，增加下列预防措施：

- 根据核心体温变化，可采用体表加温、输注液体和血制品加温等主动升温方法维持核心体温稳定。

- 术中大量出血发生低灌注事件时，应遵医嘱及时建立多条静脉通道，使用胶体、晶体液体或血制品等，调节速度，维持循环稳定。

- 伴有极度肥胖（BMI＞40），或手术时间大于6小时，或年龄大于75岁的患者，受压部位皮肤应采用预防性敷料。

c. 评定为高风险的患者，在中风险预防措施基础上，在手术允许情况下，术中应针对受压部位进行手术体位微调整：

- 受压部位在头枕部时，可左右侧变换受压部位。
- 受压部位在头面部时，可抬高受压部位。
- 受压部位在骶尾部或身体背侧时，可适度调节手术床角度（如头高脚低或左右倾斜角度），变换受压部位。

③ 其他。

a. 糖尿病手术患者，宜采用预防性敷料保护皮肤。

b. 带入压力性损伤者，应根据分期采用预防措施，宜在造口治疗师指导下进行。

c. 器械相关性压力性损伤和黏膜压力性损伤的预防，应采取下列措施：

- 定期监测医疗器械松紧度，在皮肤/黏膜设备或器械交界面使用纱布、纱垫、凝胶垫等敷料降低/重新分布压力。
- 术中及时收回手术器械，去除器械相关压力性损伤的风险因素；使用粗细适宜的管道插管，避免发生腔隙黏膜压力性损伤。

（三）结果标准

（1）患者/家属能够知晓护士告知的事项，对服务满意。

（2）出院或者出科未发生压力性损伤。

（3）已发生压力性损伤的患者，伤口好转或愈合。

【压力性损伤护理操作流程】

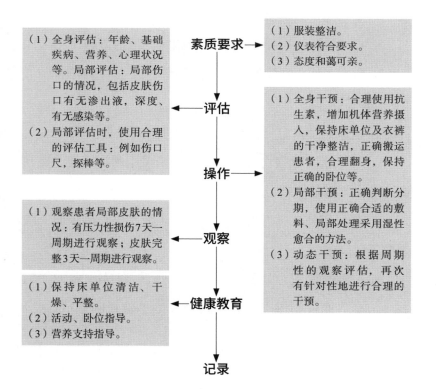

（1）全身评估：年龄、基础疾病、营养、心理状况等。局部评估：局部伤口的情况，包括皮肤伤口有无渗出液、深度、有无感染等。
（2）局部评估时，使用合理的评估工具：例如伤口尺，探棒等。

素质要求 →
（1）服装整洁。
（2）仪表符合要求。
（3）态度和蔼可亲。

评估

操作 →
（1）全身干预：合理使用抗生素，增加机体营养摄入，保持床单位及衣裤的干净整洁，正确搬运患者，合理翻身，保持正确的卧位等。
（2）局部干预：正确判断分期，使用正确合适的敷料、局部处理采用湿性愈合的方法。
（3）动态干预：根据周期性的观察评估，再次有针对性地进行合理的干预。

（1）观察患者局部皮肤的情况：有压力性损伤7天一周期进行观察；皮肤完整3天一周期进行观察。

观察

（1）保持床单位清洁、干燥、平整。
（2）活动、卧位指导。
（3）营养支持指导。

健康教育

记录

【注意事项】

（1）选择活性空气床垫而非标准泡沫床垫可显著降低压力性损伤的发生率。

（2）定期监测医疗器械的固定张力并尽可能寻求患者对舒适度的自我评估。

（3）协助患者进行体位变换和移动患者时，应抬起患者身体，尽量减少摩擦力和剪切力，避免拖、拉、拽。建议在有限的时间内，提倡患者下床在适当的椅子或轮椅上就座。

（4）如发红部位在翻身后30分钟内红色仍未消退，应增加翻身次数。

（5）避免不利于压力性损伤预防及愈合的行为：

① 避免局部按摩，可使骨突出处组织血流量下降。

② 避免因失禁而饮水过少。

③ 避免使用烤灯，因其可使皮肤干燥、组织细胞代谢及需氧量增加进而造成细胞缺血甚至坏死。

④ 避免涂抹凡士林等油性剂。

⑤ 避免患者床头高过30度角。

⑥ 避免长时间使用俯卧位，除非需要对患者的医疗状况进行管理。当无法避免俯卧位时，使用合适的支撑面和枕头，并在允许的情况下尽快重新调整体位。

⑦ 禁止在危险区域进行以下行为：乙醇擦拭、频繁过度

清洁皮肤，增加剪切力损伤皮下组织；堵塞皮肤毛孔，使皮肤排泄功能受阻；改变皮肤环境，造成微血管扩张。

⑧ 不宜使用气垫圈，气垫圈可使局部血循环受阻，造成静脉充血与水肿，同时妨碍汗液蒸发而刺激皮肤，水肿和肥胖者更不宜使用。

【并发症管理】

(一) 败血症

1. 临床表现

（1）突起畏寒、高热。

（2）头痛、谵妄、昏睡甚至昏迷等神经症状。

（3）全身皮肤出现皮疹、出血点。

（4）关节肿痛及关节腔积液。

2. 预防措施

（1）预防感染：尽量避免皮肤黏膜受损；及时发现和处理感染病灶；各种治疗操作应严格执行无菌要求。做好消毒隔离，避免交叉感染。

（2）加强防护：避免外伤及伤口感染，保护皮肤及黏膜的完整与清洁。

（3）保护易感人群：对易患上败血病的患者应当详细检查，一旦呈现败血症征象或疑似病况时要及时检查、处理。

严格落实病房的消毒隔离措施，防止病菌引起穿插感染。工作人员中有缓慢金葡菌携带者应暂时调离病房并予医治，以避免抵抗力低下的患者受感染，对部分患者可考虑使用免疫增强剂。

（4）合理使用抗菌药：合理应用肾上腺皮质激素和广谱抗生素，注意防止菌群失调。在应用过程中应严加观察，特别注意有无消化道、泌尿道和呼吸道的真菌感染。

（5）及早发现原发病灶：必要时进行外科治疗，积极控制、治疗白血病、糖尿病、慢性肝病等各种易导致感染的慢性病。

3. 处理措施

（1）体温的观察：随时掌握体温变化，可为诊断提供依据，及时测量并记录体温。衣服、被盖适中，出汗后及时更换衣服，避免影响机体散热，发热时遵医嘱及时予以处理，降温时速度不宜过快，以防骤然降温而引起虚脱。

（2）注意补充体液：反复的发热退热会导致患者体液大量流失，应做好健康宣教，及时补充患者体内流失的水分。

（3）抗生素的应用：抗生素的应用是治疗败血症的主要方法，早期常选用广谱抗生素。高效、速效、足量、早期、联合静脉用药是治疗原则。抗生素应现配现用，护理人员应遵医嘱按时、定量使用。

（4）做好皮肤护理：应穿宽松、柔软棉制品衣服，保持床铺平整干燥，由于长时间出汗，容易潮湿，要保持床单位清洁干燥。仔细观察皮疹的性质、范围、分布及转归，遵医嘱使用皮疹药物。剪短指甲，防止自己抓伤皮肤引起感染。

（5）观察心理状态：由于病情表现多样，患者会对疾病的治疗效果持悲观的态度，因此，医护人员应耐心向患者详细解释所患疾病、治疗过程及预后，及时做好健康宣教及人文关怀，增强患者康复的信心。

（二）坏死性筋膜炎

1. 临床表现

（1）疼痛：触痛明显，病灶边界不清，呈弥漫性蜂窝织炎状。

（2）血性水疱：由于营养血管被破坏和血管栓塞，皮肤的颜色逐渐发紫、发黑，出现含血性液体的水疱或大疱。

（3）奇臭的血性渗液：皮下脂肪和筋膜水肿、渗液发黏、混浊、发黑，最终液化坏死。

（4）全身性中毒症状：表现为畏寒、高热、厌食、脱水、意识障碍、低血压、贫血、黄疸等。

2. 预防措施

（1）及时发现和治疗，提高机体的免疫力，积极治疗原发的全身性疾病和局部皮肤损伤。

（2）长期使用皮质类固醇和免疫抑制剂者应注意加强全身营养，预防外伤的发生，皮肤创伤时要及时清除污染物。

3. 处理措施

（1）支持治疗：积极纠正水、电解质紊乱。贫血和低蛋白血症者，可输注新鲜血、白蛋白或血浆；鼻饲或静脉注射高营养、要素饮食等，以保证足够的热量摄入。

（2）高压氧治疗：近年来外科感染中合并厌氧菌的混合性感染日益增多，而高压氧对专性厌氧菌有效。

（3）清创引流：病变组织及周围存在着广泛的血管血栓，药物常难以到达，大剂量抗生素治疗无明显效果时，应立即手术治疗。彻底清创，充分引流是治疗成功的关键，彻底清除坏死筋膜和皮下组织。

（4）并发症的观察：在治疗全程中密切观察患者的血压、脉搏、尿量及实验室检查结果等，及时治疗心肾衰竭，预防弥漫性血管内凝血与休克的发生。

【老年人居家护理关键点】

（1）心理护理：每天多与老年人交流，耐心解答老年人提出的问题。向老年人及家属交代相关病情及注意事项，从而取得积极配合，有利于提高治疗及护理效果。

（2）生活护理：卧位应安全舒适，符合病情需要。保持床单平坦、整洁、干燥、柔软，床面不得存有碎屑、残渣等，以免损伤皮肤。对出汗较多者，更要做好臀、背部的护理。及时更换湿、污的衣服、被褥。经常用温水擦洗受浸渍部位，保持皮肤光滑、干燥。指导患者穿宽松舒适的全棉内衣，以薄为宜，减少对皮肤的摩擦。定时叩背，鼓励老年人自主咳嗽，及时排痰，避免发生肺部感染等并发症。对严重全身水肿的患者，首先应绝对卧床休息，减少其热量与蛋白质的消耗，当水肿有所缓解后则宜鼓励老年人适当地进行活动。保持室内空气新鲜，每日开窗通风2次，每次30分钟。

（3）皮肤护理：避免皮肤长时间受压，对此类老年人均在第一时间使用气垫床，经常鼓励或协助翻身，必要时1～2小时更换体位一次。经常检查受压部位并尽量使用软枕垫支撑起骨骼突出部及易受压部位，如发现局部皮肤红润或淤血，应积极采取措施避免再受压，改善局部血液循环。协助翻身时应避免拖、拉、拽等动作，要保护皮肤的完整性。及时修剪老年人及其家属的指甲，严防抓伤、抓破皮肤等的发生。

（4）大小便护理：老年人排便时应给予便盆，保持便盆清洁、干燥，避免刺激损伤皮肤，且动作应轻柔，以免压伤、擦伤皮肤。便后注意会阴部清洁，可用温水清洁会阴、消除异味。对于会阴部水肿的老年人，每日可用50～52摄氏度温开水清洗2次，肿胀严重者可用50%硫酸镁局部湿热敷，能有效减轻水肿，缓解不适。

（5）各种导管的护理：老年人身上如有吸氧管、胃管、导尿管等，将会导致患者床上活动受限，潜在皮肤完整性受损的危险，必须定时查看、定时冲洗、定时更换。

（6）对症护理：观察老年人各部位水肿的程度，以便采取相应的护理措施。上肢水肿严重时，应防止肢体弯曲影响血液回流。下肢水肿严重时，必须绝对卧床休息，给予抬高双下肢，适当在床上做主动、被动运动。每日仔细观察水肿部位皮肤有无发红或苍白，及时发现破溃处并给予必要的处理。对已形成的张力性水疱应进行积极的处理，小水疱可每日外涂聚维酮碘液消毒，尽量减少摩擦，防止水疱破裂、感染，使其自行吸收。大水疱可用聚维酮碘液消毒后，在无菌操作下用小号针头的注射器抽出疱内的液体，加压包扎。皮肤破溃处渗液不止者，创面处理原则为暴露、干燥、无菌，严禁敷料覆盖，应使创面暴露，保持局部清洁、干燥。阴囊肿胀过大的患者卧位时把柔软的毛巾折叠起来垫在阴囊下部，折叠毛巾的大小以阴囊水肿的大小为准，高度以患者感觉舒适、无下坠感为宜。每日给予温水清洗阴囊3次。若阴囊肿胀并出现红、肿、热、痛等炎症反应，可局部湿热敷50%硫酸镁，每日2次，1周后症状基本能缓解。

（7）饮食护理：首先应治疗引起蛋白质摄入不足、丢失过多、分解亢进的原发疾病。对严重水肿患者应暂时限制食盐，待水肿消退后则应及时恢复食盐量，以免食欲减退而不能摄入足够的蛋白。若原发疾病无禁忌可给予高蛋白质、高热量的饮食，使每日摄入蛋白质达60～80克，保证充足热量供应。

（8）积极治疗原发病，遵医嘱根据压力性损伤程度进行对症处理，定期医院随访。

【知识更新】

更新知识点	传统观念	新 理 念	循证依据
命名术语	压疮	压力性损伤	2016年版国际《压力性损伤的预防与治疗：临床实践指南》
分期表述	压疮分四期，用罗马数字编号：I期淤血红润期，II期炎性浸润期，III期浅度溃疡期，IV期坏死溃疡期	共六期：将1～4期的分期符号从罗马数字（I、II、III、IV）改为阿拉伯数字（1、2、3、4），此外还增加了不可分期的压力性损伤和深部组织压力性损伤	2016年版国际《压力性损伤的预防与治疗：临床实践指南》

更新知识点	传统观念	新　理　念	循证依据
评估时机	入院后8小时内	（1）尽快。 （2）应在择期手术的术前一日或入手术间时、急诊手术接诊时进行压力性损伤风险评估；术中应结合患者手术进程动态评估	（1）2019年版国际《压力性损伤的预防与治疗：临床实践指南》。 （2）术中获得性压力性损伤预防.T/CNAS 29-2023
风险人群	卧床患者	（1）患者在前往或往返于临床护理场所（如在救护车上或在急诊科候诊）的途中长时间活动受限。 （2）手术患者	（1）2019年版国际《压力性损伤的预防与治疗：临床实践指南》。 （2）术中获得性压力性损伤预防.T/CNAS 29-2023
损伤范畴	长期受压部位压力性损伤	新增医疗设备相关压力损伤和黏膜压力性损伤	2019年版国际《压力性损伤的预防与治疗：临床实践指南》
易发部位	骨隆突处	骨隆突处或皮肤与医疗设备接触处	2019年版国际《压力性损伤的预防与治疗：临床实践指南》
翻身的频次	2小时/次	翻身间隔时间是一个动态的过程，应根据评估结果进行调整	2019年版国际《压力性损伤的预防与治疗：临床实践指南》
预防性皮肤护理	聚氨酯泡沫敷料	柔软的硅胶多层泡沫敷料	2019年版国际《压力性损伤的预防与治疗：临床实践指南》

续 表

更新知识点	传统观念	新 理 念	循证依据
支撑面	其他记忆性支撑面	记忆性充气床垫或床罩	2019年版国际《压力性损伤的预防与治疗：临床实践指南》
疼痛干预	采用WHO阶梯镇痛方案	阶梯镇痛方案可能不适合，需要将患者转介给疼痛和/或伤口专家和/或诊所	2019年版国际《压力性损伤的预防与治疗：临床实践指南》

【参考资料】

［1］中华护理学会关于发布《成人机械通气患者俯卧位护理》等10项团体标准的公告（护办发字［2023］4号）：术中获得性压力性损伤预防.T/CNAS 29-2023.

［2］欧洲压疮咨询委员会，美国国家压力性损伤咨询委员会和泛太平洋压力性损伤联盟.2019年版国际《压力性损伤的预防与治疗：临床实践指南》.

［3］欧洲压疮咨询委员会，美国国家压力性损伤咨询委员会和泛太平洋压力性损伤联盟.2016年版国际《压力性损伤的预防与治疗：临床实践指南》.

五

气管切开护理

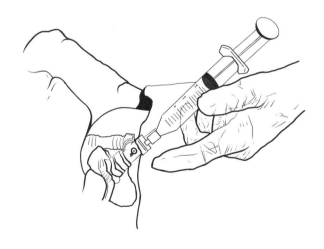

【概念】

气管切开术是切开颈段气管前壁，置入气管套管，使患者通过重新建立的通道进行呼吸的一种手术。用以维持气道通畅，减少气道阻力，有利于减少呼吸道解剖死腔，保证有效通气量。

【护患沟通】

"王奶奶，您好！我是您的责任护士，我来给您消毒气管切开造口，同时给您吸一次痰，我操作时会尽量轻一点的，请您配合我好吗？谢谢！"

"王奶奶，我现在先为您进行吸痰，可能会有点难受，我动作尽量轻柔一点，请您配合我用力咳嗽，谢谢！"

【操作规范】

（一）工作目标

遵医嘱对气管切开患者进行清洁、消毒气切造口，预防感染发生；避免分泌物阻塞气管套管，维持呼吸道通畅。

（二）工作规范

（1）遵循查对制度，标准预防、消毒隔离原则，严格执行无菌操作。

（2）告知患者/家属气切护理的目的、注意事项，取得患者的配合。

（3）评估患者的病情、意识状态、呼吸、血氧饱和度、合作程度、痰液的黏稠度和量；评估切口恢复情况；评估切口周围皮肤及分泌物情况。

（4）保持气管套管通畅：手术初观察切口出血情况，随时清除套管内、气管内及口腔内分泌物。

（5）室内应保持适宜的温度（20～22摄氏度）和湿度（60%～70%）。

（6）气道吸引。

① 动作要轻柔，做到一人一次一管。

② 吸痰时坚持由内向外的原则，先吸气管内分泌物，再吸口、鼻腔内分泌物。

③ 负压：插入吸痰管时应零负压，气管切开非机械通气成人患者吸痰时适宜的负压为－80～－120毫米汞柱（1毫米汞柱=133.322帕斯卡），痰液黏稠者可适当增加负压。有创机械通气的患者吸引负压应控制在－80～－150毫米汞柱。

④ 进食后30分钟内不宜进行气道吸引。

⑤ 吸引时有血氧饱和度明显降低者应给予吸氧。

⑥ 吸痰管直径不超过气管内套管内径的1/2，宜选择有侧孔的吸引管。

⑦ 吸引前不宜向气道内滴入湿化液，仅在气道分泌物黏稠且常规治疗手段效果有限时，可在吸引时滴入湿化液。

⑧ 每次吸痰不超过15秒，反复吸痰不超过3次，以降低低氧血症的发生率。

⑨ 吸痰过程中，观察其面色、血氧饱和度、呼吸、痰液色、质、量及气味等，如有异常应立即暂停吸引。

⑩ 吸引后评估吸引效果，观察气道吸引后的不良反应。

⑪ 应记录吸引的时间、痰液的颜色、性状和量。

（7）气囊护理。

① 维持气囊压力在25～30厘米水柱，容积6～8毫升。

② 定时检查气囊压力，宜每4～6小时监测气囊压力，可每4～6小时放气一次，每次放气30分钟左右。

③ 对带有声门下吸引装置的套管，每次放气前应进行声门下分泌物吸引。

④ 气囊压力过低易发生口咽分泌物所致误吸，压力过高将导致气管黏膜缺血。

（8）气道湿化。

① 气道湿化方式。

a. 气道湿化方式分为持续气道湿化和间歇气道湿化，湿化方式的选择应根据病情，活动度，呼吸道功能，痰液的颜色、性状和量等因素综合考虑。

b. 术后早期卧床期间可采取持续气道湿化，能下床时可采取间歇气道湿化。

② 气道湿化装置。

a. 可使用注射器、滴瓶、雾化器、喷瓶等间断湿化装置向患者气道间歇滴入或喷入湿化液。

b. 持续气道湿化装置可采用微量泵、输液泵、输液装置、加温湿化系统、湿热交换器等将湿化液持续注入气道内。

c. 有明显血性痰液、痰液黏稠且痰液多的患者不应使用湿热交换器。

③ 气道湿化液。

a. 气道湿化液可选用0.45%或0.9%氯化钠溶液；使用加温湿化系统时应选用灭菌注射用水。

b. 发生感染、痰液黏稠时，遵医嘱使用黏液稀释剂、促排剂等药物进行湿化。

（9）气管造瘘口的维护。

① 敷料的选择与更换。

a. 应使用无菌纱布或医用气切泡沫敷料作为气管套管垫。

b. 无菌纱布气管套管垫应每日更换，如有潮湿、污染应及时更换；泡沫敷料根据产品说明书使用。

c. 应定时检查敷料及气管造瘘口周围皮肤，确保清洁干燥。

② 清洁与消毒。

a. 应每日用生理盐水清洁气管造瘘口，并消毒造瘘口皮肤。

b. 气管造瘘口清洁前宜进行气道吸引，保持气道通畅。

c. 气管造瘘口消毒宜采用含碘类或乙醇类皮肤消毒剂，消毒剂过敏者应采用0.9%氯化钠溶液。

d. 不应使用含矿物油的产品进行气管造瘘口周围皮肤清洁。

③ 气管内套管清洗与消毒。

a. 气管内套管宜在流动水下清洗，清洗后的气管套管壁上应无肉眼可见的附着物，对光检查确认通畅。

b. 气管内套管宜清洗消毒至少每日两次，清洗消毒应按规程执行。

c. 气管套管消毒灭菌应符合WS/T 367规定。

④ 气管套管更换的护理。

a. 确认需要更换气管套管的型号及规格。

b. 备好换管所需物品，润滑新的气管套管备用。

c. 协助患者取适当体位，经气管套管和口腔充分气道吸引。

d. 配合医生更换气管套管时，应同时观察患者呼吸、面色及病情变化。

e. 气管套管更换后，应检查套管固定是否正确及患者呼吸情况等，并做好记录。

（三）结果标准

（1）患者/家属能够知晓护士告知的事项，对服务满意。

（2）护士操作过程规范、准确，动作轻巧，患者配合。

（3）患者气管切开造口未发生感染，呼吸道通畅。

【气管切开护理操作流程】

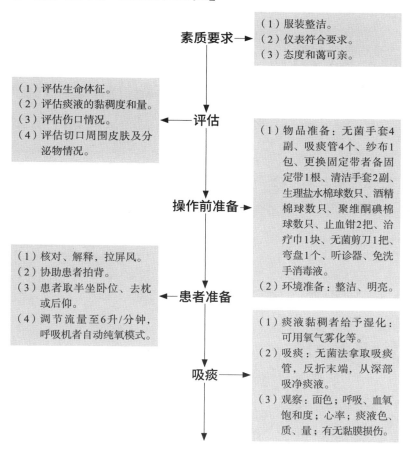

素质要求 →
（1）服装整洁。
（2）仪表符合要求。
（3）态度和蔼可亲。

（1）评估生命体征。
（2）评估痰液的黏稠度和量。
（3）评估伤口情况。
（4）评估切口周围皮肤及分泌物情况。
← 评估

操作前准备 →
（1）物品准备：无菌手套4副、吸痰管4个、纱布1包、更换固定带者备固定带1根、清洁手套2副、生理盐水棉球数只、酒精棉球数只、聚维酮碘棉球数只、止血钳2把、治疗巾1块、无菌剪刀1把、弯盘1个、听诊器、免洗手消毒液。
（2）环境准备：整洁、明亮。

（1）核对、解释，拉屏风。
（2）协助患者拍背。
（3）患者取半坐卧位、去枕或后仰。
（4）调节流量至6升/分钟，呼吸机者自动纯氧模式。
← 患者准备

吸痰 →
（1）痰液黏稠者给予湿化：可用氧气雾化等。
（2）吸痰：无菌法拿取吸痰管，反折末端，从深部吸净痰液。
（3）观察：面色；呼吸、血氧饱和度；心率；痰液色、质、量；有无黏膜损伤。

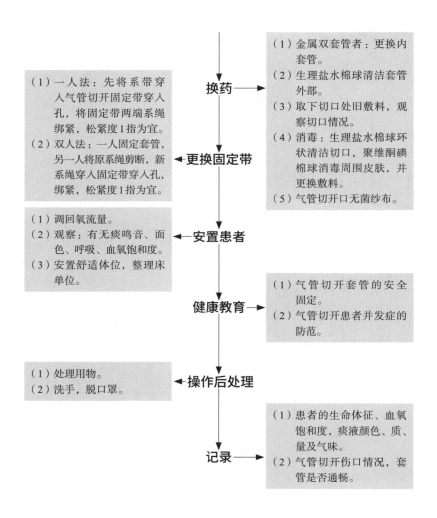

【注意事项】

（1）注意保持室内环境整洁，温度（20～22摄氏度）和湿度（60%～70%）为宜。

（2）严格执行无菌操作规范，避免感染。

（3）保持气道充分湿化、及时吸痰、清洗内套管，避免痰痂阻塞气管内套管。

（4）妥善固定导管，取出或放入金属内套管时，一定要固定好外套管，一手压住外套管，另一手再取内套管，注意动作轻柔避免将气管套管全部拔出。

（5）吸痰时动作应轻柔，避免损伤气管内壁，导致痂皮形成，若有黏液附于痂皮上，易阻塞气管内套管。

（6）一般不更换金属外套管，只需每天清洗消毒两次内套管。一次性气管套管，应定期检查气囊压力。

（7）管口有分泌物喷出时要随时清除，以免病人将分泌物重新吸入气管内。不能用棉球纱布等探入管腔内擦拭，以免棉花纤维被病人吸入造成窒息。

【并发症管理】

（一）气管内套管阻塞

1. 临床表现

患者出现呼吸困难和发绀，气道阻力高，吸痰管插入受阻，检查气管内套管可见有痰痂阻塞。

2. 预防措施

（1）对于呼吸道炎性病变或伤口感染的病人，发现病人咳嗽、气管中有痰鸣音时，应及时吸痰，每次吸痰应尽量吸尽，避免反复抽吸。如果痰液黏稠不易吸出，常规治疗手段效果有限，可在吸引时滴入湿化液。

（2）加强气道湿化：使用黏液稀释剂、黏液促排剂等药物进行湿化；气道湿化液可选用0.45%或0.9%氯化钠溶液，并选择合适的湿化装置和湿化方式。

（3）定时翻身、叩背，正确吸痰，动作轻柔，以保持呼吸道通畅，并注意观察痰液的量、颜色、气味和黏稠度。

（4）带有气囊的气切套管，定时测量气囊内的压力。

3. 处理措施

（1）当内套管堵塞时，应取出内套管、吸氧，清洗消毒内套管并重新置入。

（2）当外套管堵塞时，应继续气道湿化与吸引、吸氧，同时立即通知医生，并做好换管或重新置管等用物准备。

（二）气管套管脱出或旋转

1. 临床表现

气管导管全部脱出气管外，患者出现不同程度的缺氧和二氧化碳潴留及其相应症状。

2. 预防措施

（1）对气管切开患者应加强巡视，床旁应备无影灯、气管切开包。因气管切开后2～3天内尚未形成良好瘘管，如发生脱管，再次置管较为困难，以上用物是再次置管所必需。

（2）根据患者的年龄、胖瘦选择长度、弯度、型号适当的内套管。气管套管脱出需更换气管套管，而气管套管旋转窒息，则只需将患者平卧，将气管套管复位即可恢复气道通畅。

（3）气管切开术后应抬高床头30度～45度，头部位置不宜过高或过低，给患者翻身时应使其头、颈、躯干处于同一轴线，防止套管旋转角度太大，影响通气而致窒息。

（4）每日检查套管固定是否牢靠，套管采用双带打手术结法固定，松紧以能容一指为度。随时依体位调节呼吸机管道支架，妥善固定呼吸机管道，使气管套管承受最小牵拉，防止牵拉过度导致导管脱出。

（5）不合作者或烦躁者应约束双上肢，并给予适量镇静剂。

3. 处理措施

（1）应立即通知医生，并协助重新置管。

（2）应使用面罩高流量吸氧，同时做好重新置管的用物准备和急救护理。

（三）气管套管滑脱阻塞气道

1. 临床表现

患者出现严重的呼吸困难，取出内套管后呼吸困难仍未能改善，气管套管口无气体进出，气囊放气后缺氧症状反而有所缓解。

2. 预防及处理措施

使用前必须先检查带有气囊套管的气囊是否漏气，并将气囊固定牢固，防止滑脱，使用过程中严密观察患者病情变化。

3. 处理措施

（1）发生此并发症时，必须将气囊放气，增大吸入潮气量或吸氧浓度。

（2）配合医生更换气管套管时，应同时观察患者呼吸、面色及病情变化。

（3）气管套管更换后，应检查套管固定是否正确及患者呼吸情况等，并做好记录。

（四）感染

1. 临床表现

切口感染时表现为局部红、肿，有分泌物，创面愈合不良、窦道形成延迟，严重者套管松动，容易脱出，管周漏气或有呼吸道分泌物沿管周溢出。肺部感染时常有发热咳嗽、咯脓痰，严重时可致呼吸衰竭。肺部X线可见浸润性阴影。

2. 预防及处理措施

（1）严格遵守消毒、隔离制度，吸痰时严格无菌操作，吸痰管一次一更换。每日更换切口敷料，切口处用含碘类或乙醇类皮肤消毒剂，使用无菌纱布或医用气切泡沫敷料作为气管套管垫。如有潮湿、污染应及时更换；泡沫敷料根据产品说明书使用。

（2）气管切开后导致清理呼吸道无效，为保持呼吸道通畅，可使用黏液稀释剂、黏液促排剂等药物进行湿化，气道湿化液可选用0.45%或0.9%氯化钠溶液，并选择合适的湿化装置和湿化方式。

（3）根据痰液的黏稠度调节湿化液速度3～5毫升/小时，及时清除呼吸道分泌物，定时变换卧位，翻身叩背，促进分泌物的引流。每日更换湿化瓶、吸氧管。

（4）气囊管理：气囊排气前吸尽气道内、口鼻腔内痰液和气囊上分泌物，防止误吸。使用呼吸机者每班测量气囊压力，做好气囊管理。

（5）加强使用呼吸机的管理：呼吸机管路湿化液应使用无菌水，呼吸机外壳及面板每日消毒1～2次，呼吸机管路一人一用一消毒，长期使用者每周更换消毒。过滤网每周清洗，每班及时倾倒积水杯内冷凝水。

（6）加强机械通气时的口腔护理，每6～8小时1次，首选含氯己定成分的护理液，其次可使用生理盐水、聚维酮碘等制剂作为护理液。口腔护理操作时注意安全，防误吸漱口液。

（7）加强环境监测，保持空气流通：病房应每日定时通风，使空气流通。中央空调应定期清洗，病室最好配备空气层流及净化装置。

3. 处理措施

发生感染者，根据细菌培养及药敏试验结果，合理选择使用抗生素，尽量缩短用药时间。

（五）气管食管瘘

1. 临床表现

气管内分泌物明显增多并呈唾液性状提示瘘管的形成。经口营养的患者可能出现吞咽时呛咳，并在吸痰时出现液体或食物。胃食管反流的患者可以在吸痰时经瘘口吸出胃内容物，并伴相应症状。如果气管套囊位于瘘口上方，机械通气经瘘口、食管进入胃可导致胃严重扩张。明确诊断的方法有，拔除气管切开的插管经气管切开口可直接看到瘘孔或行支气管镜检查常可窥见瘘口。在有气管插管或气管内插管气管套囊充气时行食管镜检查也可以看到瘘口，最典型的瘘口位于食管前壁气管造口后方。通常不需要进行造影检查，在大多数病例中，瘘口均较大。无条件作上述检查者，从食管注入美蓝，如气道分泌物被染色，则可证实气管食管瘘形成。

2. 预防措施

（1）选择型号及规格合适的气切套管。避免气管内膜的机械性损伤，将呼吸机管道正确置于支架上，避免因过度移位和牵拉而损伤，给患者更换床单和翻身时注意扶住呼吸机管道，避免患者头部过度活动，以免损伤气管内膜。带气囊的气管套管气囊每4～6小时放气一次，每次30分钟。每班测气囊内压力，保持在25～30厘米水柱之间。

（2）如发生气管套管移位，应及时纠正。

3. 处理措施

（1）出现气管食管瘘时应禁食，或使用特殊的双气囊胃管。一只气囊压迫在食管上端，另一只气囊压迫在贲门处，这样可从胃管内注入少量的食物和药物，每次注入量不超过50毫升。新近使用食管支架封闭瘘口，避免胃酸进入，可取得较好的治疗效果。

（2）气管食管瘘一般愈合十分困难，必要时施行手术缝合。

（六）呼吸道出血

1. 临床表现

出血量少者可见血痰，量大者可见鲜血从气管插管内或管周溢出。

2. 预防措施

（1）术前根据患者年龄、胖瘦选择合适的气管套管，最好能备两套以供更换。患者烦躁时，给予适当镇静，以防气管导管旋转损伤气管壁及血管。

（2）正确吸痰。掌握恰当的吸痰时机，保持呼吸道通畅。

（3）长期机械通气者，应选用高容量、低压型气囊导管，气囊充气以恰好不漏气为宜，并应4～6小时放气一次，每次

30分钟左右。

（4）预防和积极治疗切口感染。每日至少两次消毒气管切开的伤口，覆盖纱布应做到随湿随换，若有切口感染应增加换药次数。

3. 处理措施

应立即通知医生，并协助止血。

【老年人居家护理关键点】

（1）每日检查气切套管固定是否固定牢固，松紧以一指为宜，以防外套管脱管。

（2）沐浴时防止水渗入气管套管内，防止异物落入，保持呼吸道通畅。

（3）每日进行气管造瘘口换药，保持造瘘口周围皮肤清洁、干燥。

① 应每日用生理盐水清洁气管造瘘口，并消毒造瘘口皮肤。

② 气管造瘘口清洁前宜进行气道吸引，保持气道通畅。

③ 气管造瘘口消毒宜采用含碘类或乙醇类皮肤消毒剂，消毒剂过敏者应采用0.9%氯化钠溶液。

④ 不应使用含矿物油的产品进行气管造瘘口周围皮肤清洁。

（4）每日至少两次清洁消毒气管内套管。

① 操作者戴一次性清洁手套，吸净痰液，按正确方法取

出金属气管内套管。

②　放入专用耐高温容器内，煮沸3～5分钟，使痰液凝结便于刷洗。

③　用专用刷在流动水下清洗内套管，并对光检查内套管清洁无痰液附着。

④　刷洗干净的内套管应再次放入干净水中，煮沸时间不少于15分钟。

⑤　消毒好的内套管干燥、冷却后应立即放回外套管内。

（5）气囊护理：每4～6小时检查一次气囊压力，及时调整。

（6）密切观察气管切开患者有无出现呼吸困难、气急、造口处红肿、外套管异位等，如有需要立即去医院就诊。

【知识更新】

更新知识点	传统理念	新　理　念	循证依据
气道湿化方法	空气湿化法、间断湿化法、无菌盐水湿纱布覆盖法	（1）湿化方式：持续气道湿化和间歇气道湿化。 （2）气道湿化液选择：气道湿化液可选用0.45%或0.9%氯化钠溶液；使用加温湿化系统时应选用灭菌注射用水。	（1）成人有创机械通气气道内吸引技术操作.中华护理团体标准T/CNAS 01-2020。 （2）气管切开非机械通气患者气道护理，中华护理学会团体标准T/CNAS 03-2019。

续　表

更新知识点	传统理念	新　理　念	循证依据
气道湿化方法	空气湿化法、间断湿化法、无菌盐水湿纱布覆盖法	（3）持续气道湿化装置：可采用微量泵、输液泵、输液装置、加温湿化系统、湿热交换器等将湿化液持续注入气道内。（4）改良式气切雾化罩覆盖气切套管口，在无须电源、同一氧源的情况下，有效解决了患者呼吸道湿化、吸氧、用药等问题，并且湿化效果好、并发症发生少	（3）苏鑫阳，等.不同气道湿化方式对重型颅脑损伤气管切开患者湿化效果的影响［J］.全科护理，2019，17（1）：43-46。（4）张育红，等.改良式雾化罩气道湿化效果评价［J］.中国临床医学，2017，24（1）：131-133

【参考资料】

［1］中华护理学会关于发布《成人有创机械通气气道内吸引技术操作》等10项团体标准的公告（护办发字［2021］3号）：成人有创机械通气气道内吸引技术操作T/CNAS 01-2020.

［2］中华护理学会关于发布《成人癌性疼痛护理》等9项团体标准的公告（护办发字［2019］37号）：气管切开非机械通气患者气道护理T/CNAS 03-2019.

［3］蒋红，顾妙娟，赵琦.临床实用护理技术操作规范［M］.
上海：上海科学技术出版社，2019.

［4］苏鑫阳，等.不同气道湿化方式对重型颅脑损伤气管切
开患者湿化效果的影响［J］.全科护理，2019，17（1）：
43-46.

［5］吴惠平.护理技术操作并发症及处理［M］.北京：中国医
药科技出版社，2018.

［6］张育红，等.改良式气切雾化罩气道湿化效果评价［J］.
中国临床医学，2017，24（1）：131-133.

六

吸痰护理

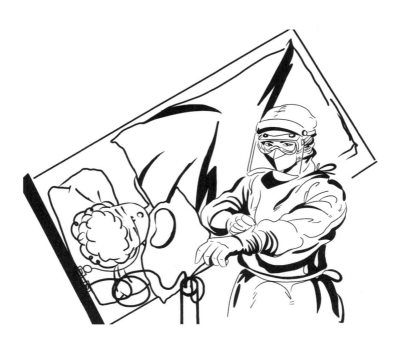

【概念】

吸痰护理是利用负压作用，经口或鼻腔、人工气道将呼吸道分泌物吸出，以保持呼吸道通畅，预防吸入性肺炎、肺不张、窒息等并发症，以保持呼吸道通畅的一种方法。

【护患沟通】

"王奶奶，您好！最近几天您是不是感觉喉咙痰液比较多，呼吸不是很通畅？待会儿我会给你进行吸痰，就是利用吸引器的吸引作用，将吸痰管从口腔/鼻腔插入，吸出口鼻腔和咽部的痰液，清除口鼻咽部分泌物，保持呼吸道通畅。"

"王奶奶，吸痰前我先为您检查一下口鼻腔情况，听诊一下肺部情况。您肺部湿啰音、痰鸣音明显。吸痰的时候您要尽量放轻松，不要紧张，头要偏向一侧，操作过程中可能会出现恶心、呕吐等症状，我的动作会尽量轻柔，您不要紧张。"

"王奶奶，由于病情需要，这段时间您的饮食要尽量清淡，易消化，忌油腻、刺激性食物，如果痰液增多或有任何不适，请您及时告诉我。"

【操作规范】

（一）工作目标

清除呼吸道分泌物，保持呼吸道通畅；促进呼吸功能，改善肺通气；预防并发症发生。

（二）工作规范

（1）遵循查对制度、标准预防、消毒隔离原则。

（2）告知患者/家属吸痰的目的、注意事项，取得患者的配合。

（3）评估患者的病情、意识状态、合作程度、牙齿松动及义齿；呼吸的节律、频率和深度；听诊痰鸣音，判断痰液的部位和黏稠度。

（4）吸痰的时机。

① 气管造瘘口可见痰液或闻及痰鸣音。

② 血氧饱和度下降至95%以下。

③ 双肺听诊出现大量湿啰音，怀疑是气道分泌物增多所致。

④ 怀疑胃内容物反流误吸或上气道分泌物误吸。

⑤ 咳嗽排痰无力。

⑥ 需要获取痰液标本。

⑦ 带气囊的气管套管放气时。

⑧ 其他经临床专业判断认为需行气道吸引的。

（5）吸痰前做好患者的准备工作。

① 按需吸痰，气管内吸痰仅仅在患者有痰的时候，而不是常规性的。

② 吸痰前后宜给予氧气吸入。有创机械通气患者吸痰前

后应给予30～60秒纯氧。

③ 吸痰前不宜向气道内滴入湿化液，仅在气道分泌物黏稠且常规治疗手段效果有限时，可在吸痰时滴入湿化液。

④ 进食后30分钟内不宜进行吸痰。

⑤ 使用的吸痰管（外径）要小于气管插管的内径的50%，宜选择有侧孔的吸痰管。

（6）在给病患吸痰时不要让患者与呼吸机分离。

（7）吸痰时动作要轻柔，做到一人一次一管。吸痰时应将吸痰管自深部向上提拉，左、右旋转，将痰吸净。先吸气道内，再吸口、鼻腔，机械通气患者应先进行口咽部和/或鼻咽部吸引，再进行气道内吸引。

（8）吸痰负压：插入吸痰管时应零负压，吸痰时一般适宜的负压为：成人0.04～0.053兆帕，气切患者－80～－120毫米汞柱，有创机械通气的患者－80～－150毫米汞柱。安全有效的吸痰负压应该设置为能够达到吸痰效果的最小压力。

（9）吸痰深度：通过口腔进入气道，插入的深度是14～16厘米，如果是从鼻腔进入气道，气管插入的深度是23～26厘米。有创机械通气的患者置入吸痰管过程中感觉有阻力或刺激咳嗽时，应将吸痰管退出1～2厘米，然后轻柔旋转提吸。

（10）每次吸痰的时间不要超过15秒，连续吸引应小于3次。

（11）吸痰过程中，观察患者面色、血氧饱和度、呼吸、痰液情况、机械通气波形等，吸引后评估吸引效果及痰液色、质、量及气味。如有异常应立即暂停吸引。

（12）吸痰后应及时记录吸痰的时间，痰液色、质、量及气味。

（三）结果标准

（1）患者/家属能够知晓护士告知的事项，对服务满意。

（2）护士操作过程准确、动作轻柔，患者配合。

（3）患者吸痰有效、安全。

【吸痰护理操作流程】

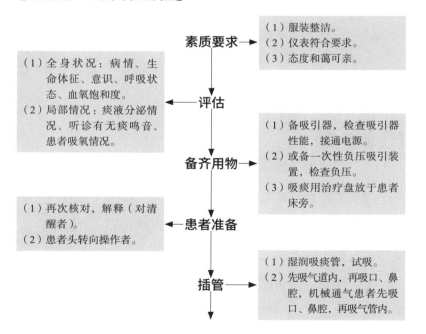

素质要求 →
（1）服装整洁。
（2）仪表符合要求。
（3）态度和蔼可亲。

评估 ←
（1）全身状况：病情、生命体征、意识、呼吸状态、血氧饱和度。
（2）局部情况：痰液分泌情况、听诊有无痰鸣音、患者吸氧情况。

备齐用物 →
（1）备吸引器，检查吸引器性能，接通电源。
（2）或备一次性负压吸引装置，检查负压。
（3）吸痰用治疗盘放于患者床旁。

患者准备 ←
（1）再次核对，解释（对清醒者）。
（2）患者头转向操作者。

插管 →
（1）湿润吸痰管，试吸。
（2）先吸气道内，再吸口、鼻腔，机械通气患者先吸口、鼻腔，再吸气管内。

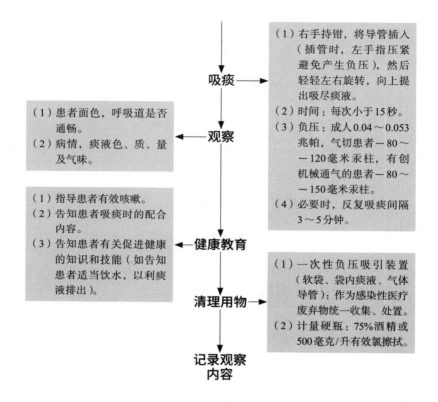

【注意事项】

（1）注意无菌操作原则，避免感染。

（2）操作动作应轻柔、准确、快速，每次吸痰时间不超过15秒，连续吸痰不得超过三次，吸痰间隔3～5分钟，吸痰前后宜给予患者氧气吸入。

（3）注意吸痰管插入是否顺利，遇到阻力时应分析原因，不可粗暴盲插。

（4）选择合适的吸痰管，应一用一换。

（5）吸痰时应注意使用适宜的负压及深度。

（6）注意保持呼吸机接头不被污染，戴无菌手套持吸痰管的手不被污染。

（7）吸痰时应注意观察患者生命体征，如有明显变化，应立即停止吸痰，给予高浓度氧气吸入。

【并发症管理】

（一）低氧血症

1. 临床表现

（1）患者可出现发绀、呼吸困难，严重者神志淡漠、反应迟钝，或烦躁不安，甚至意识丧失。

（2）动脉血氧饱和度下降，血气分析可见动脉血氧分压下降。

2. 预防措施

（1）吸痰时密切观察患者心率、血压、呼吸与血氧饱和度的变化，及时发现患者缺氧的症状。

（2）吸痰过程中尽量避免造成患者缺氧。吸痰管口径的选择要适当，吸痰前后给予高浓度氧气吸入。进行机械通气的患者可给予100%纯氧气吸入。

（3）每次吸痰时间小于15秒。若痰液一次未吸净，可暂停 3～5 分钟再次抽吸。

（4）及时吸痰，避免痰多引起气道堵塞，造成低氧血症。

3. 处理措施

（1）对于出现低氧血症者，应立即停止吸痰并加大吸氧流量或给予面罩加压吸氧。

（2）酌情适时静脉注射阿托品、氨茶碱、地塞米松等药物。

（3）必要时进行机械通气。

（二）呼吸道黏膜损伤

1. 临床表现

（1）呼吸道黏膜见黏膜破溃、充血肿胀、渗血，甚至出血。

（2）吸痰时可吸出血性痰。

2. 预防措施

（1）吸引前先蘸无菌蒸馏水或生理盐水润滑吸痰管。

（2）每次吸痰前调节合适的吸引负压。

（3）吸痰管插入的长度为患者有咳嗽或恶心反应即可。

（4）插入吸痰管时应动作轻柔，不要用力过猛；禁止带负压插管；抽吸时，吸痰管不可反复上下提插。

（5）对于烦躁不安和极度不合作者，吸痰前可酌情予以镇静。

3. 处理措施

（1）发现患者口腔黏膜糜烂、渗血等，可用复方氯己定含漱液（或硼砂漱口液）、过氧化氢（双氧水）碳酸氢钠洗口以防感染。

（2）发现患者牙齿松动或有活动义齿时，应及时提醒医生处置，以防松动的牙齿或义齿脱落引起误吸。

（3）发生气管黏膜损伤时，可用生理盐水加庆大霉素或阿米卡星（丁胺卡那霉素）等抗菌药物进行超声雾化吸入。

（三）气道痉挛

1. 临床表现

呼吸困难、喘鸣和咳嗽。

2. 预防措施

为防止气道痉挛，对高度敏感的患者，可遵医嘱于吸引前少量滴入1%利多卡因，也可给予组胺拮抗剂，如氯苯那敏（扑尔敏）4毫克口服，每天3次。

3. 处理措施

气道痉挛发作时，应暂停气道吸引，给予 α 受体激动剂吸入。

（四）阻塞性肺不张

1. 临床表现

（1）肺不张的临床表现轻重不一。急性大面积的肺不张可有胸闷、呼吸困难、干咳、发绀等；合并感染时，可伴有患侧胸痛、喘鸣、发热、脓痰；缓慢发生的肺不张或小面积肺不张，症状轻微或无症状。

（2）胸部体格检查显示病变部位胸廓活动减弱或消失，气管和心脏向患侧移位，叩诊呈浊音至实音，呼吸音减弱或消失。

（3）肺不张的X线表现包括直接征象：一侧肺、一个肺叶透光度减低呈致密影且容积变小。间接征象：正常肺组织代偿性膨胀过度，血管纹理稀疏，纵膈、心脏、气管向患侧移位。

2. 预防措施

（1）吸痰前根据患者的年龄、痰液的性质选择型号合适的吸痰管：调试负压至合适的大小，避免负压过大。

（2）吸痰操作过程中应注意：

① 每次操作最多吸引3次，每次持续不超过15秒。

② 采用间歇吸引的办法：拇指交替按压和放松吸引导管的控制口，可以减少对气道的刺激。

③ 拔出吸引管时应边旋转边退出，使分泌物脱离气管壁，可以减少肺不张和气道痉挛。

④ 吸痰过程中必须注意观察吸引管是否通畅，防止无效吸引。

（3）加强肺部体疗：每1～2小时协助患者翻身一次，翻身的同时给予自下而上、自边缘而中央的叩背体疗，使痰液排出。翻身时可以仰卧—左侧卧—仰卧—右侧卧交替翻身，使痰液易于通过体位引流进入大气道，防止形成痰痂，阻塞气道。

（4）痰液黏稠时可利用超声雾化吸入法湿化气道、稀释痰液。

3. 处理措施

（1）给予吸氧，必要时予以机械通气。

（2）确诊为肺不张的患者，应使患侧处于最高位，以利于引流，进行适当性物理治疗，鼓励患者咳嗽和深呼吸。

（3）上述措施无效时，需借助纤维支气管镜对肺不张的部位进行检查，对阻塞部位进行吸引、冲洗，使不张的肺重新充气。

（4）阻塞性肺不张常合并感染，需根据病情和培养结果合理选用抗菌药。

（五）感染

1. 临床表现

（1）口鼻局部黏膜感染时，出现局部黏膜充血、肿胀、疼痛，有时有脓性分泌物。

（2）肺部感染时出现寒战、高热、痰多、黏液痰或脓痰，听诊肺部有湿啰音，X线检查可发现片状阴影，痰液培养可找到致病菌。

2. 预防措施

（1）采用无菌吸痰管，吸痰前检查无菌吸痰用物、吸痰管有无达到无菌要求。

（2）吸痰用物固定个人使用，避免交叉感染。吸痰盘内物品应每班消毒更换。

（3）操作者吸痰前认真洗手，操作时严格执行无菌技术操作原则。

（4）若鼻腔、口腔和气管切开处需同时吸痰时，先吸气管切开处，再吸鼻腔或口腔。最好准备两套吸痰管和冲洗吸痰管液，一套用于吸气管内分泌物，一套用于吸口腔及鼻咽腔分泌物。

（5）每根吸痰管只用一次。

（6）建议预测有创机械通气时间超过48小时或72小时的患者使用气囊上方带分泌物吸引管的气管插管。气囊放气或拔除气管插管前尽可能清除气囊上方及口腔内的分泌物。

（7）加强口腔护理，每日口腔护理2～3次，防止口腔内菌群在吸痰过程中带入下呼吸道引起感染。

（8）避免发生呼吸道黏膜损伤，减少感染发生率。

（9）如发生感染，予以相应的抗生素治疗。全身感染时进行药物敏感试验，根据结果选用合适的抗生素治疗。

（10）吸痰结束后应及时对环境进行清洁消毒。

3. 处理措施

（1）吸痰所致的感染几乎都发生在呼吸道黏膜损伤基础

上，所有防止呼吸道黏膜损伤的措施均适合于防止感染。

（2）发生局部感染时应予以对症处理。出现全身感染时，应进行血培养，做药物敏感试验，根据药敏试验结果选择抗生素静脉用药。

（六）心律失常

1. 临床表现

（1）吸痰过程中患者出现快速型或缓慢型心律失常。

（2）轻者可无症状，重者可影响血流动力学而致乏力、头晕等症状。原有心脏病者可因此而诱发或加重心绞痛或心力衰竭。听诊心律不规则，脉搏触诊间歇停搏，严重者可致心跳骤停，确诊有赖于心电图检查。

2. 预防措施

（1）因吸痰所致的心律失常几乎都发生在低氧血症的基础上，所有防止低氧血症的措施均适合防止心律失常。

（2）吸痰管口径的选择要适当，使其能够将痰液吸出，又不会阻塞气道。

（3）吸痰过程中患者若咳嗽，可暂停操作，让患者将深部痰液咳出后再继续吸痰。

（4）刺激气管隆突处易引起患者咳嗽反射，不宜反复刺激。

（5）吸痰不宜深入支气管处，否则易阻塞呼吸道。

（6）使用呼吸机的患者，在吸痰过程中不宜使患者脱离呼吸机的时间过长，一般应少于15秒或尽量不脱机。

（7）吸痰前后应给予患者高浓度氧气吸入。

（8）根据病情及痰液情况，选择合适的吸痰时机，保持气道通畅。

（9）吸痰时密切观察患者的心率、心律、呼吸、血压和血氧饱和度的变化。

3. 处理措施

（1）如发生心律失常，应立即停止吸引，退出吸痰管，并给予吸氧或加大吸氧浓度。

（2）一旦发生心跳骤停，应立即实施准确有效的胸外心脏按压，开放静脉通道，同时准备进行静脉、气管内或心内注射肾上腺素等复苏药物。心电监测，准备好电除颤器、心脏起搏器，心搏恢复后予以降温措施进行脑复苏，进一步维持生命。留置导尿管，采取保护肾功能措施，纠正酸碱平衡失调和水电解质紊乱。

【老年人居家护理关键点】

（1）充足的氧储备。一般吸痰前，建议老年人先吸氧，使体内有充足的氧气，以免吸痰管对老年人气道造成刺激，引起气道痉挛或占用气道，导致气道狭窄，引起身体缺氧。

（2）控制吸痰时间。在吸痰时，建议连续吸痰总时间控制在3分钟以内，每次吸痰时间要少于15秒，如果痰液没有吸净，应间隔3～5分钟后再次进行吸痰。

（3）控制吸痰压力。插入吸痰管时应零负压，吸痰时一般适宜的负压为：成人0.04～0.053兆帕，气切者−80～−120毫米汞柱，有创机械通气者−80～−150毫米汞柱。负压不可以过高，以免负压过高对呼吸道黏膜造成损伤。

（4）定时消毒。定时对储液瓶、吸痰管进行消毒，而且在倒痰液前，需对痰液进行消毒，以免造成交叉感染。

（5）注意观察老年人生命体征等情况，如有异常，应及时就诊。

【知识更新】

更新知识点	传统观念	新　理　念	循证依据
吸痰时机	按时吸痰	按需吸痰： （1）气管造瘘口可见痰液或闻及痰鸣音。 （2）血氧饱和度下降至95%以下。 （3）双肺听诊出现大量湿啰音，怀疑是气道分泌物增多所致。	气管切开非机械通气患者气道护理，中华护理学会团体标准T/CNAS 03-2019

更新知识点	传统观念	新 理 念	循证依据
吸痰时机	按时吸痰	（4）怀疑胃内容物反流误吸或上气道分泌物误吸。（5）咳嗽排痰无力。（6）需要获取痰液标本。（7）带气囊的气管套管放气时。（8）其他经临床专业判断认为需行气道吸引的	气管切开非机械通气患者气道护理，中华护理学会团体标准T/CNAS 03-2019
吸痰压力	0.04～0.053 Mpa	增加：气切患者－80～－120毫米汞柱；有创机械通气的患者－80～－150毫米汞柱	（1）成人有创机械通气气道内吸引技术操作T/CNAS 01-2020。（2）气管切开非机械通气患者气道护理，中华护理学会团体标准 T/CNAS 03-2019
吸痰管插入深度	经口插管深度为：10～15厘米，鼻咽插入长度：患者鼻尖至耳垂的距离	宜浅吸引，若吸引效果不佳则可深吸引	气管切开非机械通气患者气道护理，中华护理学会团体标准T/CNAS 03-2019
气管内吸痰气道湿化	吸痰前注射生理盐水湿化气道	吸引前不宜向气道内滴入湿化液，仅在气道分泌物黏稠且常规治疗手段效果有限时，可在吸引时滴入湿化液	气管切开非机械通气患者气道护理，中华护理学会团体标准T/CNAS 03-2019

更新知识点	传统观念	新 理 念	循证依据
吸痰的顺序	先吸气管内分泌物，然后再吸口、鼻腔内分泌物	机械通气患者的吸引应先进行口咽部和（或）鼻咽部吸引，再进行气道内吸引	成人有创机械通气气道内吸引技术操作T/CNAS 01-2020

【参考资料】

［1］中华护理学会关于发布《成人有创机械通气气道内吸引技术操作》等10项团体标准的公告（护办发字［2021］3号）：成人有创机械通气气道内吸引技术操作T/CNAS 01-2020.

［2］中华护理学会关于发布《成人癌性疼痛护理》等9项团体标准的公告（护办发字［2019］37号）：气管切开非机械通气患者气道护理T/CNAS 03-2019.

［3］胡必杰.医院感染预防与控制标准操作规程（第2版）［M］.上海：上海科学技术出版社，2019.

［4］黄金，李乐之.常用临床护理技术操作并发症的预防及处理［M］.北京：人民卫生出版社，2013.

七

腹膜透析护理

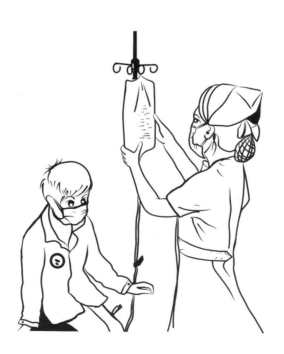

【概念】

腹膜透析（PD）是利用人体内腹膜作为透析膜，向腹腔内注入透析液，通过弥散对流和超滤的原理，清除机体内潴留的代谢废物和过多的水分，纠正电解质和酸碱平衡紊乱，保持内环境稳定。

【护患沟通】

（一）腹膜透析换液护患沟通

"王奶奶，您好！您现在需要进行腹膜透析换液，请跟我去腹膜透析治疗室。"

"王奶奶，现在您腹腔里的腹透液已经开始引流，请问您有什么不舒服吗？"

"王奶奶，现在您的腹透液已经引流完毕，我将为您灌入新的腹透液。"

"王奶奶，您的腹透液治疗已完成，引流出的腹透液颜色清澈，您不必担心，如果有什么不舒服请及时告诉我。"

（二）腹膜透析出口处护患沟通

"王奶奶，您好！现在我要为您更换一下出口处的敷料。""王奶奶，我现在为您检查一下出口处皮肤及皮下隧道，请问我按压的地方您觉得疼痛吗？"

"王奶奶，您的出口处非常清洁干燥，请放心。"（情

形一)

"王奶奶,您出口处有些发红,别担心,我会通知医师,请您妥善固定腹透导管,不要牵拉。"(情形二)

(三)腹透液加药护患沟通

"王奶奶,您好!您的腹透液化验提示您有腹透相关性腹膜炎,现在我为您的腹透液内加入了抗生素进行治疗。"

"王奶奶,您好!您的血钾低于正常值/腹透中有纤维蛋白/血糖有些偏高,我根据医嘱,为您的腹透液中加入了氯化钾/肝素/胰岛素,进行辅助治疗。"

(四)腹透液标本采集护患沟通

"王奶奶,您好!您的腹透液有些浑浊,我来为您留取一下腹透液的标本。"

【操作规范】

(一)工作目标

(1)为急、慢性肾功能衰竭,高容量负荷,电解质或酸碱平衡紊乱,药物和毒物中毒等疾病,以及肝衰竭患者进行的辅助治疗,并可进行经腹腔给药、补充营养等,同时通过透析液补充所必需的物质,达到清除体内毒素、脱水、纠正酸中毒和电解质紊乱的治疗目的。

(2)以患者和照护团队之间的共同决策,建立现实的医疗护理目标，使患者能够实现自己的生活目标，并允许临床医生提供个性化的、高质量的透析照护。

（二）工作规范

（1）遵循查对制度、无菌原则、标准预防、消毒隔离原则。

（2）告知患者/家属腹膜透析的目的、注意事项，取得患者及家属的配合。

（3）评估患者的超滤量（包括尿量）；评估患者对冷、热的耐受性，选择温度适当的透析液；选择适当的体位及悬挂腹膜透析液的高度和废液袋的位置；评估透出液的颜色、清亮度、有无絮状物；评估腹膜透析导管情况及导管出口处情况。

（4）操作治疗区应保持环境清洁、光线充足，每日用紫外线消毒。环境标准应达到《医院消毒卫生标准》GB15982-2012中规定的Ⅲ类环境。

（5）无论在伤口感染期或愈合期均不应进行盆浴和游泳。淋浴时应用人工肛门袋覆盖保护出口处，沐浴液或抗菌皂最好不要与家人混用，淋浴完毕后出口处应清洗消毒。

（6）外露导管及连接管之间应紧密连接，妥善固定，避免脱落。保持导管出口处皮肤干燥。

（7）连接短管使用超过6个月必须更换，如有破损或开关失灵时应立即更换。如果患者在居家透析中发现连接短管或外露短管导管损伤或渗液，应立即中止灌入透析液，即刻到腹膜透析中心就诊处理。

（8）碘伏帽一次性使用，无须使用消毒剂，不可用碘伏直接消毒短管。

（9）定期清洗隧道口，可采用生理盐水清洗隧道口，再用含碘消毒液消毒隧道口皮肤后用无菌纱布覆盖，因酒精成分可能造成导管老化，不建议使用含有酒精成分的消毒剂。无感染情况下，每周至少应清洗消毒1次。

（10）术后2周内应特别注意导管固定，否则可导致出口处损伤和愈合不良。应使用敷料和胶布固定导管，在进行各项操作时注意不要牵扯导管。除了出血、疑似感染或潮湿，每周更换敷料不得超过1次。

（11）在进行导管及外接短管护理时，尽可能不接触剪刀等锐利物品。

（三）结果标准

（1）患者/家属充分知晓护士告知的事项，对服务满意。

（2）护士操作过程规范、准确、动作轻巧，患者配合。

（3）患者未发生出口处和隧道感染；患者当次腹透过程顺利。

【腹膜透析换液护理操作流程】

（1）服装整洁。
（2）仪表符合要求。
（3）态度和蔼可亲。
← **素质要求**

（1）环境清洁、紫外线已消毒。
（2）患者神志、配合情况。
← **评估**

（1）物品准备：治疗盘、腹透液、碘伏帽、管路夹、秤、速干洗手液、腹透记录本、笔、盐水架、废液桶、需添加的药物。
（2）洗手、戴口罩。
← **操作前准备**

（1）检查腹透液的外包装有无破损、漏气，双人核对腹透液的浓度、种类、有效期、灌注量、灌注时间、是否添加药物及添加何种药物。
（2）检查碘伏帽外包装是否完整、有无漏气、有效期。
（3）加热腹透液，并检查腹透液的温度35～37摄氏度（可用前臂掌侧测试）。
（4）撕开外包装，检查接口拉环、管路、出口塞是否完好，透析液有无混浊；挤压检查有无渗漏；根据医嘱添加药物。
← **核对并检查用物**

（1）核对、解释。
（2）协助患者取合适的体位。
（3）拉围帘。
← **患者准备**

换液 →

（1）分离管路，挂高透析液袋，并将废液袋放入小桶或盆内。
（2）取出短管，检查短管是否处于关闭状态，用速干洗手液洗手、待干。
（3）连接：先取下接口拉环，再取下碘伏帽迅速将短管与双联系统连接并旋紧（短管开口朝下、双联系统朝上）。
（4）引流：打开短管开始引流，观察引流液的颜色、性状、引流速度、观察连接有无异常，询问患者有无不适，引流完毕关闭短管。
（5）冲洗：夹毕出液管路，折断出口塞，移开管路夹，慢数5秒，确认排气已完成后用管路夹夹闭出液管路。
（6）灌注：打开短管开始灌注，灌注结束关闭短管。
（7）洗手：用速干洗手液洗手、待干。
（8）分离：打开碘伏帽外包装，将短管与双联系统分离，短管朝下，取出碘伏帽检查碘伏帽内的海绵是否湿润，将碘伏帽旋紧。
（9）妥善固定短管。
（10）称重：正常计算超滤量。

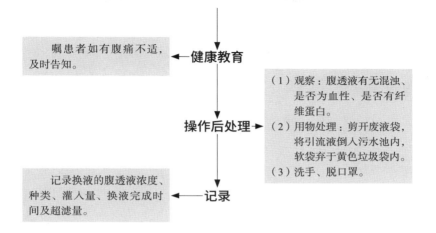

【注意事项】

（1）保持室内环境整洁，每日紫外线消毒两次，每次30分钟。换液操作前30分钟，应避免扫地、铺床等易产生灰尘的工作。

（2）换液前应将腹透液使用恒温箱或恒温暖液袋等干加热法对腹透液进行加热。

（3）换液操作时应严格遵循无菌操作原则。

（4）换液的过程中，应注意患者有无不适主诉，需观察患者腹透液的引流及灌注是否通畅。引流结束时要注意观察引流液的色、质、量，如出现引流液混浊、血性引流液或引流液中有纤维蛋白，需通知医师及时处理。

（5）换液过程中应注意保护导管，防止导管的过度牵拉。

【腹膜透析出口处护理操作流程】

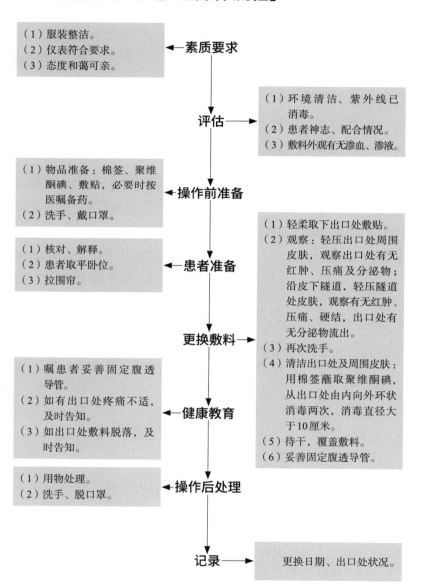

（1）服装整洁。
（2）仪表符合要求。
（3）态度和蔼可亲。

← 素质要求

评估 →

（1）环境清洁、紫外线已消毒。
（2）患者神志、配合情况。
（3）敷料外观有无渗血、渗液。

（1）物品准备：棉签、聚维酮碘、敷贴，必要时按医嘱备药。
（2）洗手、戴口罩。

← 操作前准备

（1）核对、解释。
（2）患者取平卧位。
（3）拉围帘。

← 患者准备

更换敷料 →

（1）轻柔取下出口处敷贴。
（2）观察：轻压出口处周围皮肤，观察出口处有无红肿、压痛及分泌物；沿皮下隧道，轻压隧道处皮肤，观察有无红肿、压痛、硬结，出口处有无分泌物流出。
（3）再次洗手。
（4）清洁出口处及周围皮肤：用棉签蘸取聚维酮碘，从出口处由内向外环状消毒两次，消毒直径大于10厘米。
（5）待干，覆盖敷料。
（6）妥善固定腹透导管。

（1）嘱患者妥善固定腹透导管。
（2）如有出口处疼痛不适，及时告知。
（3）如出口处敷料脱落，及时告知。

← 健康教育

（1）用物处理。
（2）洗手、脱口罩。

← 操作后处理

记录 → 更换日期、出口处状况。

【注意事项】

（1）保持室内环境整洁，每日紫外线消毒两次，每次30分钟。出口处护理操作前30分钟，应避免扫地、铺床等易产生灰尘的工作。

（2）操作时严格无菌操作，消毒皮肤时动作轻柔，轻轻提起腹透导管，勿牵拉腹透导管。

（3）出口处如有异常，应遵医嘱或根据患者出口处具体情况决定护理频次。

（4）如发现出口处有异常，如红肿、疼痛、出血或者分泌物时，应及时通知医师，留取出口处分泌物培养，并遵医嘱采取相应的治疗措施。

（5）如出口处有痂皮，不可强行去除，应使用生理盐水软化后去除，或待其自然脱落。

（6）沐浴时，应指导患者使用淋浴的方式，并使用腹透洗澡保护袋或人工肛门袋保护出口处及腹透导管。淋浴完毕，用毛巾擦干全身，并进行出口处护理。

【腹膜透析液加药护理操作流程】

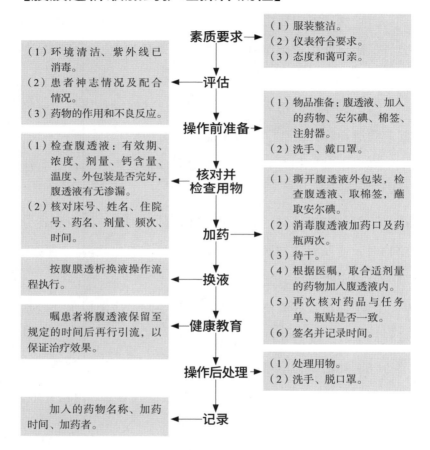

【注意事项】

（1）加药操作时应严格无菌操作。

（2）腹透液内一般可以加入的药物有抗生素、肝素、胰岛素、氯化钾等（遵医嘱）。

（3）如需要在腹透液内加入两种或以上抗生素，需使用不同的注射器进行加药。

（4）加药前，应先加热腹透液，加药后，腹透液不可再次加热。

（5）腹透液中加入抗生素治疗时，应使用加药单，仔细核对加入药物的名称、剂量、加药时间、频次，加药后在加药单上注明执行时间并签名，并将加药单贴于患者的门诊就诊卡上。

【腹膜透析液标本采集护理操作流程】

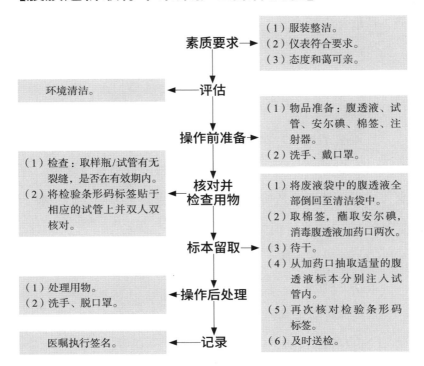

素质要求→
（1）服装整洁。
（2）仪表符合要求。
（3）态度和蔼可亲。

环境清洁。←评估

操作前准备→
（1）物品准备：腹透液、试管、安尔碘、棉签、注射器。
（2）洗手、戴口罩。

（1）检查：取样瓶/试管有无裂缝，是否在有效期内。
（2）将检验条形码标签贴于相应的试管上并双人双核对。

核对并检查用物←

标本留取→
（1）将废液袋中的腹透液全部倒回至清洁袋中。
（2）取棉签，蘸取安尔碘，消毒腹透液加药口两次。
（3）待干。
（4）从加药口抽取适量的腹透液标本分别注入试管内。
（5）再次核对检验条形码标签。
（6）及时送检。

（1）处理用物。
（2）洗手、脱口罩。
操作后处理←

医嘱执行签名。←记录

【注意事项】

（1）采集标本时应严格无菌操作，避免污染影响化验结果。

（2）标本采集后应立即送检，保证化验结果的有效性。

（3）腹透液标本采集的试管要求：腹透液常规：EDTA抗凝管；腹透液生化：无菌试管或瓶；腹透液培养（需氧+厌氧）：血培养瓶；腹透液革兰氏染色涂片：无菌管；腹透液真菌培养：无菌管。腹透液标本留取顺序同静脉采血。

（4）腹透相关性腹膜炎时，应取患者最浑浊的那袋腹透液，留取相应标本。

【并发症管理】

（一）疼痛

1. 临床表现

（1）约有3%～4%患者出现会阴部或肛周部位疼痛，在灌入透析液初期或透析液引流即将结束时尤为明显，一般于置管后1～2周自行消失。

（2）弥漫性腹痛，呈持续性，可有压痛、反跳痛。

2. 预防措施

（1）向患者解释疼痛的可能原因，消除其紧张心理。

（2）尽可能避免产生疼痛的因素。

① 透析初期，从小剂量开始，透析液灌入和排出速度避免过快，根据患者表情及主诉，及时调整灌入速度。

② 透析液温度适宜，一般在35～37摄氏度。

③ 严格遵守操作规程，落实无菌操作，防止腹膜炎的发生。

④ 透析导管置入深度适宜。

3. 处理措施

（1）针对病因进行治疗。

（2）透析液引流相关腹痛，可降低透析液注入初期和引流末期的速度，必要时可使用止痛剂。

（3）透析导管置管位置较低所致疼痛，可先使用止痛剂，必要时可拔除后重新置管。

（4）腹痛显著者，可在透析液中加入5%利多卡因5毫升。

（5）持续腹腔冲洗并积极治疗腹膜炎，可缓解腹膜炎所致腹痛。

（二）腹膜炎

1. 临床表现

（1）透出液混浊。

（2）腹痛、压痛及反跳痛。

（3）部分患者可有恶心、呕吐和腹泻。发热以低（中）度发热多见；少数患者出现高热，伴寒战；败血症罕见。

（4）透出液常规检查白细胞大于100×10^6/L，中性粒细胞大于50%。

（5）病原学检查阳性。

（6）引流不畅，超滤量减少。

2. 预防措施

（1）围术期使用抗菌药物。

（2）使用双涤纶套透析导管。

（3）术后检查腹膜透析导管，确保导管与钛接头之间连接紧密，防止脱落。

（4）保持操作环境清洁，治疗室每天空气消毒两次，禁止无关人员出入；光线充足，换液时暂时关闭风扇和门窗，防止尘埃飞扬；操作前修剪指甲，洗手戴口罩，操作时避免对着无菌区域说话、咳嗽。定期监测空气质量，发现问题及时整改。

（5）更换透析液时，必须遵循操作规程，严格无菌操作。

（6）认真做好导管出口处护理，妥善固定导管，防止导管牵拉和扭曲，每天用聚维酮碘（或络合碘）清洗导管口周围皮肤，然后用生理盐水擦洗导管口，待干，并以无菌透气敷料覆盖，以减少导管出口处细菌滋生。如有红、肿、压痛及分泌物时，应及时进行细菌涂片培养。

（7）保持良好生活习惯，注意休息、加强营养、适度运动，提高机体免疫力。注意个人卫生，勤剪指甲、勤更衣，洗澡时要防止导管口进水。保持大便通畅，不吃生冷及不洁食物，预防肠道感染。

（8）做好居家透析培训，确保操作规范。

3. 处理措施

（1）一旦考虑患者并发腹膜炎，应立即留取透出液作常规检查及细菌培养。

（2）如腹膜透析液较混浊，可在每日透析前用腹膜透析液冲洗腹腔以减少毒素，减轻腹痛症状，直至腹膜透析液转清。

（3）留取透析液标本后腹腔内进行经验性抗菌药物治疗（头孢一代和氨基糖苷类）。

（4）根据培养和药敏试验结果调整用药。严重感染者在腹腔用药时给予全身应用抗菌药物。抗菌药物治疗时间一般为培养阴性后7天，总疗程为14～28天。如为铜绿假单胞菌和耐甲氧西林的表皮葡萄球菌及金黄色葡萄球菌感染，疗程为4周。

（5）治疗期间必要时可临时选择血液透析。

（6）腹膜炎治愈后应予以更换连接短管再继续进行腹膜透析。

（7）在进行所有涉及腹部或盆腔的操作之前应排空腹膜透析液，一切侵入性操作前均要预防性使用抗菌药物。

（8）加强支持疗法。

（9）对于顽固性的腹膜炎予以拔除腹膜透析导管，且拔管后继续使用抗菌药物至少一周。对于真菌性和结核性腹膜炎应立即拔管，并针对病因进行治疗。

（10）将持续非卧床性腹膜透析（CAPD）改为间歇性腹膜透析（IPD），白天使用加有抗生素的腹膜透析液，夜间干腹。

（三）出口处感染

1. 临床表现

导管出口处红、肿、疼痛，或有脓性分泌物，患者可伴有畏寒、发热等全身症状；周围皮肤出现红斑、结痂等慢性感染时，可见隧道口有肉芽组织增生且炎症持续时间在4周以上，但患者多无疼痛感。

2. 预防措施

（1）围手术期换药应限于有经验的腹膜透析（PD）医护人员，可预防性使用抗菌药物。

（2）术后保持伤口敷料干燥清洁，不可盆浴或游泳。淋浴时使用人工肛门袋保护出口。

（3）妥善固定导管，在离导管出口3厘米处用胶布将导管固定在腹壁上，避免牵拉，换液时动作轻柔。

（4）避免举重物、用力过度和便秘，透析尽可能在伤口愈合后开始。若需早期透析，需采取仰卧或侧卧位低容量、低灌注，腹膜透析液留腹时间不宜过长。

（5）每天用聚维酮碘（或络合碘）清洗导管口周围皮肤，再用生理盐水擦洗出口（避免聚维酮碘长期刺激），待干。用无菌透气敷料覆盖，出口护理一般在淋浴后进行。

（6）避免使用有刺激性或可能引起皮肤过敏的药物，如有结痂不应强行去除。

（7）保持局部皮肤干燥清洁，贴身衣物应经常换洗。

3. 处理措施

（1）发生出口处感染，应立即进行分泌物涂片革兰染色和分泌物微生物培养，以指导用药。

（2）加强局部护理和使用抗感染乳膏。感染严重者可将纱布用高渗盐水浸润，缠绕在出口处导管周围皮肤15分钟，每天1～2次。

（3）根据分泌物细菌培养结果，选用敏感抗菌药物。

（4）肉芽组织长成"赘肉"时，可用硝酸银棒烧灼，但注意勿损坏导管。

（四）隧道感染

1. 临床表现

隧道感染通常伴发于出口处感染。临床表现隐匿，可出现隧道出口处红肿、触痛、渗液或流脓，沿隧道走向有压痛，周围组织肿胀硬结，隧道周围皮肤有灼热感。一旦脓肿形成，触之有波动感，可伴有高热和全身中毒症状。

2. 预防措施

（1）加强出口处护理，严格遵守腹膜透析操作规程。

（2）积极控制出口处感染，避免感染进一步加重而继发隧道感染。

（3）教育糖尿病肾病患者避免在腹部进行胰岛素注射。

3. 处理措施

（1）每天将局部脓性分泌物清除干净，保持出口处干燥。

（2）出口处局部用1%聚维酮碘（或络合碘）消毒后用3%过氧化氢溶液冲洗，继而使用生理盐水冲洗干净，再使用庆大霉素8万单位加生理盐水4毫升在感染部位周围进行局部浸润注射，最后用稀释的庆大霉素（庆大霉素8万单位加生理盐水1～2毫升）浸湿纱布湿敷，每天1～2次。

（3）培养结果未出来前，首选抗革兰阳性细菌药物用于腹腔和全身。感染严重者可剥离皮下涤纶套。

（4）治疗无效者应考虑拔除导管。

（五）腹膜透析液渗漏

1. 临床表现

（1）切口或导管出口处渗液。

（2）腹部水肿或腰围增粗。

（3）阴囊、阴茎或阴唇水肿，有波动感。

（4）无全身水肿，但出现单侧的胸腔积液。

（5）超滤量下降。

2. 预防措施

（1）提高置管技术，应避免腹膜透析导管损伤，收紧荷包。

（2）术后妥善固定外管，避免导管牵拉脱出。

（3）一般术后休息1～2周后方可开始透析，若必须立即透析，应取平卧位从小剂量开始。

（4）避免咳嗽、呕吐，保持大便通畅，减低腹压。

（5）尽量避免大容量腹膜透析液留置腹腔，除非病情必要。

（6）纠正营养不良。

3. 处理措施

（1）改做间歇性腹膜透析（IPD）或自动腹膜透析（NIPD）。如渗漏较多，可暂停腹膜透析两周，改为血液透析，大多数渗漏可治愈。

（2）难治性渗漏可CT扫描明确渗漏部位，予以手术修复，必要时需重新置管。

（3）加强支持疗法，避免患者出现水钠潴留。

（六）腹膜透析引流不畅

1. 临床表现

（1）单向阻塞主要表现为透析液灌入通畅，而引流困难，多为导管尖端移位。

（2）双向阻塞表现为灌入和引流均不通畅，与导管扭曲、导管内血凝块或纤维蛋白凝块堵塞、大网膜包裹、便秘、导管尖端位于肠袋内有关。

（3）网膜包裹时，灌入速度减慢，同时可伴局部疼痛，严重程度与包裹程度相关。

2. 预防措施

（1）提高置管技术，确保导管尖端到位，大网膜较丰富者可部分结扎和切除。

（2）鼓励患者术后早期下床活动，保持大便通畅。

（3）减慢透析液灌入和引流速度。

（4）术后1周内常规使用肝素盐水封管（生理盐水20毫升＋肝素20毫克）。

（5）如有血性腹水，可在腹膜透析液或腹膜透析导管内加入含肝素的生理盐水，避免血凝块堵塞导管。

（6）禁止行导管内回抽操作，防止网膜吸附导管。

（7）避免腹膜透析导管移位。

3. 处理措施

（1）检查透析管道是否受压、扭曲，夹子和旋钮是否打开。

（2）嘱患者不断变换体位，以促进引流。

（3）对膀胱充盈、便秘所致者，则嘱患者排空膀胱（必要时导尿），或口服缓泻剂通便。

（4）考虑纤维蛋白凝块或血凝块堵塞导致引流不畅者，可使用5～10毫克肝素于20毫升生理盐水中加压冲洗管腔。也可用肝素5～10毫克/升的浓度加入透析液中，再用双手挤压透析液袋，达到高压灌注冲洗的效果。以上方法如无效，可采用尿激酶2万单位＋生理盐水20毫升稀释后，注入管内并封管4小时以上，观察通畅情况。

（5）大网膜包裹者，可在腹腔镜下分离包裹导管的大网膜，也可采用开放小切口手术法分离包裹的大网膜。

（6）导管移位者（通过腹部X线片确诊），可先给予保守治疗，例如：使用缓泻药促进肠蠕动、导管针或手法复位。无效者需采用腹腔镜、手术复位或拔管后重新置管。

（七）血性引流液

1. 临床表现

引流液呈洗肉水样、淡红色、暗红色或鲜红色。一般发生在置管术后。女性患者在月经期内可出现血性引流液，月经干净后变清。此外，结核性腹膜炎、腹腔内肿瘤、出血性疾病患者也可出现血性引流液。

2. 预防措施

（1）术前评估凝血状态，如明显异常，需补充凝血因子，贫血严重者予以输血。

（2）术前停用抗凝药物。

（3）术中止血彻底，避免损伤腹壁血管和腹腔内脏器。

（4）预防和治疗导致血性腹膜透析液的其他原因。

3. 处理措施

（1）如为术后出血，采用未加温的透析液反复冲洗腹腔，可使腹腔内毛细血管收缩从而减少出血；腹腔内灌注透析液后，用胶带加压包扎腹部。经处理后引流液仍较红或进行性加深，则需手术止血并根据情况输血。

（2）月经期的血性引流液则无须特殊处理。

（3）其他原因所致则针对病因进行治疗。

（八）疝

1. 临床表现

（1）一般无症状，仅表现为局部隆起。当放入腹膜透析液或增加腹压的动作时局部隆起更明显。

（2）由于手术中腱鞘愈合不佳，部分患者可能发生交通性积液，出现阴囊或外阴水肿，但有时可因小肠嵌顿而发生肠梗阻症状，局部剧痛，腹部绞痛，甚至发生机械性肠梗阻，伴腹膜刺激征等。

2. 预防措施

（1）腹膜透析置管时采用经腹直肌旁正中切口，避免经腹白线切口或脐周切口。

（2）关闭腹腔时严格细致缝合腹直肌前鞘。

（3）置管术后10～14天开始腹膜透析，从IPD过渡到CAPD，有条件者可考虑采用自动腹膜透析（APD）。

（4）避免长时间做咳嗽、负重、屏气等增加腹压的动作。

（5）对原有腹部疝者应在术前进行外科干预。

（6）避免大剂量腹膜透析液留置腹腔，除非病情需要。

3．处理措施

（1）CAPD患者发生的腹股沟疝一般不提倡手术治疗，特别是股疝及发生于成人的脐疝，尤其是疝块小、病史短者。

（2）对腹壁缺损较小而疝环也较小，及嵌顿时间在3～4小时以上，而局部压痛明显、有腹膜刺激症状，估计已发生绞窄的患者，可通过包括传统的疝成形术及聚丙烯纤维修复网加强的改良手术对其进行根本治疗。术后暂停腹膜透析，改行血液透析，12～14天后可继续腹膜透析，有条件者可改行NIPD以减少疝的复发。

（3）如无法手术，可给予疝气带或腰带束腹并限制活动，无效并严重影响腹膜透析时可改行血液透析或肾移植。

（九）胸腔积液

1．临床表现

（1）胸腔积液可为单侧或双侧同时并存，但以右侧多见。

（2）胸腔积液量少时可无症状，或仅有轻微呼吸困难，体检可无异常。

（3）胸腔积液过多者可表现为胸部胀满、呼吸困难、胸痛、体重增加。体检可见呼吸活动度减弱，叩诊呈浊音，呼吸音减弱或消失。

（4）胸片和胸腔B超可确定胸腔积液量和部位。

2. 预防措施

（1）避免长时间咳嗽、负重、屏气等增加腹压的动作。

（2）避免大剂量腹膜透析液留置腹腔，除非病情需要。

（3）维持正常循环容量状态，避免水钠潴留。

（4）加强营养支持，避免营养不良。

（5）控制肺部感染，纠正心力衰竭。

3. 处理措施

（1）暂停腹膜透析改行血液透析或改为IPD，并减少透析液用量，透析时取坐位或半坐卧位。

（2）如影响呼吸，暂停腹膜透析，必要时行胸腔穿刺或胸腔闭式引流，以改善呼吸功能。

（3）行胸腔粘连术，可使用四环素、50%葡萄糖注射液20毫升、自体血40毫升等胸腔注射，使横膈缺陷闭合。

（4）必要时手术修复缺陷的横膈。

（十）腰背痛

1. 临床表现

腰背部痛，或有活动障碍，局部可压痛。

2. 预防措施

（1）消除引起腰背疼痛的原因，训练腰部肌肉。

（2）减少透析液留在腹腔的量。

（3）严重椎间盘病变者避免采用腹膜透析。

3. 处理措施

（1）如为腹腔积气引起的腰背部疼痛，可让患者仰卧，头后悬或膝胸卧位，促进气体排出。

（2）对症治疗，局部按摩或理疗，必要时可加用非甾体抗炎药。

（3）改CAPD为IPD，有条件可改为NIPD。

【老年人居家护理关键点】

（一）环境干净整洁

（1）独立或相对独立的换液空间。

（2）洁净干燥，操作时暂时关闭风扇和门窗，防止灰尘飞舞或进入室内。

（3）光线充足，自然光线最好，或用亮一些的灯光照明。

（4）不养宠物，不允许宠物进入换液房间。

（5）换液时不接电话。

（6）房间紫外线消毒，每日2次，每次大于30分钟。

（二）用物准备齐全

血压计和听诊器、体温计、体重秤、口罩、恒温暖袋或恒温箱、挂钩或输液架、洗手液、洗澡保护袋或人工肛门袋、纱布、胶布、干净毛巾和纸巾、紫外线灯、手表或闹钟、腹透居家日记本、笔。

（三）无菌操作原则

（1）换液的地方应洁净、干燥和光线良好，避免因视线不清造成意外感染，紫外线照射可以减少空气和周围环境中的细菌数量。

（2）每次更换腹透液时必须遵循规范的操作步骤，不可污染无菌物品。换液操作时戴口罩，口罩应罩住口、鼻部，以防口腔和鼻腔里的细菌在更换透析液时通过空气污染管路及接头。

（3）每次操作前必须按照七步洗手法洗净双手，洗手最好使用有抗菌成分的洗手液。认真洗手可以减少手上细菌的数量，减少感染的机会。

（四）出口处护理

1. 早期出口处护理原则（小于6周）

（1）早期出口处护理只能由专业医务人员、腹透护士或接受过培训的家属完成。

（2）一般每周换药一次，操作过程必须严格遵守无菌原则。

（3）注意不要让清洁剂流进出口处和隧道内。

（4）坚持使用无菌敷料覆盖出口处。

（5）导管必须用胶布固定好，避免牵拉损伤。

（6）术后2周内不要洗澡，之后可以在洗澡袋或人工肛门袋保护下淋浴，不能盆浴，不能让出口处浸泡在水里。

（7）如伤口出现渗液、损伤、感染或出血，立即报告医生或腹透护士，及时处理。

2. 长期出口处护理原则（大于6周）

（1）出口处长期护理的意义在于预防出口处和隧道感染，进一步减少腹膜炎的发生。

（2）必须接受培训后经过考试合格，方可进行换药操作。

（3）正常情况下，每天或隔天淋浴换药一次。如果出现感染，换药至少每天一次。

（4）注意无菌操作原则，戴口罩和手套进行换药。

（5）在医生的指导下选择清洁剂。

（6）出口处如有痂皮，不能强行揭掉，可以用生理盐水软化后轻轻去除。

（7）如出口处出现了感染或拉扯导管造成局部外伤，立即报告医生或腹透护士进行特殊处理。

3. 导管出口处护理注意事项

（1）勿使用剪刀或其他锐器，以免不小心损伤导管。

（2）勿进行盆浴，以免导管浸于水中。

（3）防止牵拉，牵拉导管可能会导致出口感染，故需使用胶布固定导管。

（4）勿自行涂抹药膏于导管出口。

（5）保持导管出口清洁，每周至少1～2次清洁导管出口处皮肤，淋浴或弄湿后及时清洁出口处更换敷贴。

（6）勿穿紧身衣裤，如过紧的牛仔裤，避免裤腰压于导管出口上。

（7）勿涂抹爽身粉于导管出口处。

（8）勿强行去除痂皮。

（9）勿用含酒精类消毒剂涂抹导管出口处。

（10）勿用手搔抓导管出口处，避免损伤和感染。

（五）合理饮食原则

1. 热量摄入控制：按照中国营养学会推荐的成人营养素每日供给标准：

（极轻体力劳动）：男性2 400千卡

女性2 100千卡

即：理想体重×（35～40）千卡

因腹透者在腹透液中会吸收部分热能，所以每日所需热能为：理想体重×25千卡。如以60千克计算，60×25=1 500千卡。

理想体重计算公式：

男性：身高（厘米）－100＝理想体重（千克）

女性：身高（厘米）－100＝理想体重（千克）

2. 正确选择食物

（1）可多吃的食品：优质动物蛋白、富含B族维生素和维生素C的食物、含丰富纤维素的食物。如全麦面包、糙米、粗面面条和高纤维的麦片。

（2）应少吃的食品：避免食用高磷、高钾食品；限制盐的摄入，防止液体负荷过重；限制甜食和脂肪的摄入。

3. 正确的烹饪方法

（1）降低钾质：根茎类蔬菜应先去皮，切成薄片，浸水后再煮；推荐多吃瓜汤，如冬瓜、丝瓜等；市面出售的代盐及无盐酱油，含大量钾，不宜多用。

（2）降低钠质：少用高钠质调味品，如食盐、酱油、味精、蚝油及各种现成酱料；避免选择高盐分的配料，如霉干菜、咸菜、榨菜等。多尝试使用低钠调味品，如胡椒粉、醋、糖、酒、五香粉、花椒、陈皮、葱、姜、蒜头、辣椒等。

（3）避免口渴：避免使用腌制过的配料及高盐分调味料；在饮品中加入柠檬片或薄荷叶；咀嚼香口胶；避免饮用浓茶或浓咖啡。

4. 根据运动情况给出营养摄入建议

提倡运动前食用碳水化合物，若锻炼时间超过60分钟，需要额外摄入碳水化合物；运动期间液体摄入量与出汗量相匹配，根据患者平时的尿量进行调整。合并糖尿病的患者应在运动前后检测血糖水平，及时纠正低血糖，若进行抗阻训练后，需额外摄入20克优质蛋白质。

（六）体力活动及特殊活动的原则

1. 体力活动

（1）置入腹膜透析导管后的体力活动：鼓励腹膜透析的老年人在导管置入后尽快步行，且确保步行是安全的。腹腔镜置管或埋管应在术后2～3周后进行腹内压增加的相关活动（如举起超过5～10千克的东西、铲雪、吸尘、仰卧起坐等）。若通过开放手术置管者则需在4～6周后进行腹内压增加的相关活动。伤口未愈合者需将腹内压增加的相关活动推迟4～6周。腹膜透析导管置入后要避免游泳，以免造成导管相关感染甚至腹膜炎。

（2）体力活动时建议的腹腔内液体量：举重、跳跃等剧烈活动，应在运动前将腹腔内液体排干；对于散步、慢跑等不会使腹内压显著升高相关的活动，则不需要在运动前排去腹腔内液体。若腹腔内有腹膜透析液，在负重情况下进行锻炼，应相应缩短锻炼时间。

2. 特殊活动

（1）游泳：大量研究提倡腹膜透析者游泳、洗澡，且游泳、洗澡可以显著提高腹膜透析者的生活质量。患者需使用造口保护袋或人工肛门袋，保护导管和伤口部位，防止受潮，在游泳后需进行常规的导管护理。

（2）剧烈运动和接触性活动：应避免剧烈运动和接触性活动，术后逐步恢复运动。禁止对导管和伤口部位进行具有创伤性和反复摩擦的接触性活动，若腹膜透析液呈粉红色，提示腹膜内出血，需立即停止运动，经腹膜透析护理团队或专业人员评估后才可行动。为增加运动舒适感，可以在运动前清空腹膜透析液，运动中使用腹膜透析带以增加导管部位的保护与舒适。

（3）核心力量训练：仰卧位时腹内压最低，在仰卧位时进行抗阻训练、锻炼腹肌最安全。建议进行核心力量训练，加强腹横肌锻炼，支撑腹膜内积液，降低疝气风险，也可以支撑腰背部，预防和控制腰痛。

（七）药物使用注意

（1）磷结合剂：透析患者血磷升高，需服用磷结合剂，防止磷在体内蓄积，预防骨病发生。结合剂要在进餐时服用，如不在进餐时服用，则无效。

（2）促红细胞生成素（EPO）：肾衰竭发生时，促红细生成素分泌减少，对骨髓的刺激减少就会导致贫血。根据医嘱补充促红细胞生成素可以促进骨髓造血，纠正贫血。

（3）维生素D：肾衰竭时，不能合成活性维生素D。根据医嘱补充维生素D。

（4）铁：在透析患者中非常常见，严格遵照医嘱补充铁剂。

（5）肝素：预防腹腔内纤维蛋白凝聚，避免堵管。在灌注新透析液前把肝素注入透析液袋中（遵循无菌操作原则）。

（6）胰岛素：降低糖尿病患者的血糖。可以继续通过皮下注射胰岛素控制血糖，也可根据医嘱改为腹腔内注射，在灌注新透析液前把胰岛素注入透析液袋中（遵循无菌操作原则）。

（7）抗生素：如发生腹膜炎或导管出口处感染时，根据医嘱使用抗生素，也可以加入腹透液中局部使用。

（8）降压药：根据医嘱服用一种或多种降压药来控制血压。

（八）储备与保存

1. "安全储备"

第一次订购的透析液用量应该比一个月的实际用量多出至少一周，而且以后每次都要在家里还有大概7～15天用量的时候就订货，这些留用的透析液叫"安全储备"，以便医生临时改变透析处方时使用，或恶劣气候及其他原因延误送货时备用。

2. 合理保存

（1）腹透液存放在干净、通风、干燥的地方，避免阳光直射。

（2）腹透液集中放置，并将有效期较近的放置在最上面或最前面，以便先行使用。

（3）8袋装百特双联双袋腹透液，堆放不能超过5层。

（九）保持心理健康

正确认识、积极面对腹膜透析对生理、心理及生活状态带来的影响，可结合自身情况采取必要的手段，缓解心理压力，保持心理健康。如适宜的运动：每周3～5次、每次20～30分钟的中等强度运动有利于保持心理健康状态，对于合并抑郁症者可咨询专业医师进行个性化的心理辅导。

【知识更新】

更新知识点	传统理念	新　理　念	循证依据
管理策略的制订	充分透析	目标导向透析：以患者和照护团队之间的共同决策，建立现实的医疗护理目标，使患者能够实现自己的生活目标，并允许临床医生提供个性化的、高质量的透析照护	国际腹膜透析协会.制订高质量、目标导向腹膜透析处方的指南推荐.2020
体力活动及锻炼的具体要求	无具体要求	提出了关于腹膜透析患者体力活动及锻炼的具体要求	国际腹膜透析协会.腹膜透析中的体力活动及锻炼指南.2021

【参考资料】

［1］冯春燕，刘悦，苏春燕.腹膜透析患者外出口护理的最佳证据总结［J］.中国血液净化，2023，22（3）：227-231.

［2］国际腹膜透析协会.腹膜透析中的体力活动及锻炼指南.2021.

［3］国际腹膜透析协会.制订高质量、目标导向腹膜透析处方的指南推荐.2020.

［4］蒋红，顾妙娟，赵琦.临床实用护理技术操作规范［M］.上海：上海科学技术出版社，2019.

［5］张玲娟，张雅丽，皮红英.实用老年护理全书［M］.上海：上海科学技术出版社，2019.

［6］黄金，李乐之.常用临床护理技术操作并发症的预防及处理［M］.北京：人民卫生出版社，2019.

八
肠造口护理

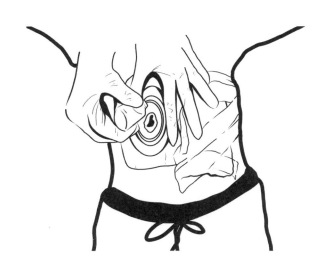

【概述】

肠造口是出于治疗目的，把一段肠管拉出腹腔外所做的人工回/结肠开口，粪便由此排出体外。肠造口术是外科常施行的手术之一，既是挽救患者生命的需要，也是改善患者生活质量的手段。

【护患沟通】

"下午好，王奶奶，我是您的责任护士小王，手术后，您的排便方式发生了改变，大便将从造口出来了，我来教您怎么更换造口袋好吗？您先看我做一遍，如果您有什么问题可以提出来。"

"王奶奶，我会让您更换三个体位来判断您的皮肤情况，站立位、坐位及卧位，这样可以有效地判断您造口周围皮肤的活动情况，以便我给你进行更换造口底盘时，解决您因活动而造成的造口渗漏问题。我给您更换造口的时候请您平卧。"

"您要注意不要吃导致腹泻的食物，如牛奶、豆浆等，会造成粪水性皮炎。"

"您在锻炼身体时，不要进行太极操等腹部吐纳的养生活动，以免出现肛门脱垂的情况。"

"王奶奶，造口袋已经更换完毕，造口袋要及时清洗，置于阴凉处晾干，以便您可以更换。您先平躺15分钟，第一次起床时，用手按压造口袋。谢谢您的配合。"

【操作规范】

（一）工作目标

（1）保持肠造口周围皮肤的清洁，避免皮肤过敏及炎症发生。

（2）评估患者肠造口的状况及心理接受程度。

（3）指导患者掌握肠造口的护理方法。

（二）工作规范

（1）告知患者/家属肠造口护理的目的、注意事项，取得患者及家属的配合。

（2）为患者选择合适的造口护理用品。

① 手术早期宜选用透明、无碳片、开口袋，康复期可选择不透明造口袋。

② 排泄物稀薄宜选开口袋，排泄物稠宜选开口袋或闭口袋。

③ 视力障碍者宜选透明造口袋，手灵活性差者宜选预开口造口袋。

④ 腹部平坦或膨隆宜选平面底盘，造口回缩宜选凸面底盘加腰带。

（3）评估患者病情、年龄、意识状态、手术方式、造口类型、造口周围皮肤的完整性（有无皮肤发红、皱褶、凹凸）、造口有无异常（造口是否平坦、有无出血、造口隆起或内陷）、患者及家属对造口的认知度、心理反应、接受力及患者对自我照顾能力。

（4）提供清洁、舒适、隐蔽、光线充足的环境。

（5）心理支持。

① 评估患者的心理状态，确定存在的主要问题。

② 鼓励患者说出自己的感受，耐心倾听。

③ 评估患者对造口的接受程度。

④ 术后首次让患者观看造口时，宜在清洁造口及周围皮肤后。

⑤ 宜鼓励患者参与造口自我护理，可安排同伴教育。

⑥ 当患者出现拒绝直视或触摸造口、不愿意参与排泄物的排放、表情淡漠、哭泣等情况时，应报告主管医师。

（6）更换造口袋技术规范。

① 患者取平卧位，双手放于身体两侧，放松。

② 剥除造口袋，一手轻按腹壁，一手将造口底盘缓慢撕下，由上至下剥除，动作轻柔，切勿暴力撕除造口袋，以免损伤皮肤。

③ 用生理盐水或湿巾（不含酒精）清洗造口及造口周围皮肤，勿用酒精、碘酒、化学制剂或消毒液清洗。

④ 用纸巾擦干皮肤，若为小肠造口，排泄物为液状，可将纸巾造口上吸取排泄物，以防弄湿造口周围皮肤。

⑤ 每次更换造口袋时使用测量板测量造口大小。

⑥ 剪造口袋底盘，造口底盘孔径大于造口根部1～2毫米，用手磨平剪裁底盘毛糙处，将底盘对准造口，从下至上粘贴，检查大小是否合适。

⑦ 使用造口护肤粉、皮肤保护膜保护造口周围皮肤，若造口周围皮肤不平整或凹陷，可用防漏膏或防漏贴环，以增加密合度，防止渗漏。

⑧ 在确定造口周围皮肤完全干燥后方可粘贴造口袋，撕去底盘剥离纸，拉平造口周围皮肤，粘贴造口袋，并均匀按压各处。若为两件式造口袋，安装造口袋后，轻拉造口袋检查造口袋与底盘是否紧密衔接。

⑨ 观察造口黏膜及周围皮肤情况，若造口周围皮肤破损、造口出血，肠黏膜为紫黑色或造口回缩等情况，应通知医生并记录；记录造口情况及处理措施；观察并记录造口袋内排泄物的颜色、性质、量及气味。

⑩ 佩戴造口袋后，平躺并用手压造口5～10分钟，可使造口底盘与人体体温接触后逐渐产生黏性和皮肤粘紧。为患者整理床单位，取舒适体位。

（7）结肠造口灌洗技术规范。

① 乙状结肠造口和降结肠造口患者可每日或隔日进行结肠造口灌洗，若连续发生两次灌洗间隔有排便现象，则宜调整灌洗液量或不再进行灌洗。

② 应提供安全隐蔽、独立的卫生间或房间，协助患者坐于马桶上或便器旁。

③ 应准备结肠造口灌洗用品和39～41摄氏度的温开水1 000毫升。

④ 灌洗前应戴手套，用食指探查造口的肠腔走向。

⑤ 灌洗速度宜为100毫升/分钟，成人灌洗量500～1 000毫升/次。若灌洗过程中患者出现面色苍白、出冷汗、腹痛、头昏眼花或血压骤降、脉搏上升等情况，应立即停止灌洗。

⑥ 应在灌洗后15～30分钟评估排泄物的颜色、性状、量等。

⑦ 每次灌洗时，宜确保液体全部灌入到肠腔内。

（8）处理患者造口及造口周围皮肤并发症。如遇造口问题，应及时与医师、护士、营养师、心理/精神科医师等组成的多学科团队共同管理患者。

（三）结果标准

（1）患者了解肠造口的目的及配合的注意事项，愿意配合。

（2）造口并发症护理方法处理正确，造口产品选择适当。

（3）患者掌握饮食、活动、衣着、活动注意事项。

（4）患者能够参与自我护理肠造口。

【肠造口护理操作规范】

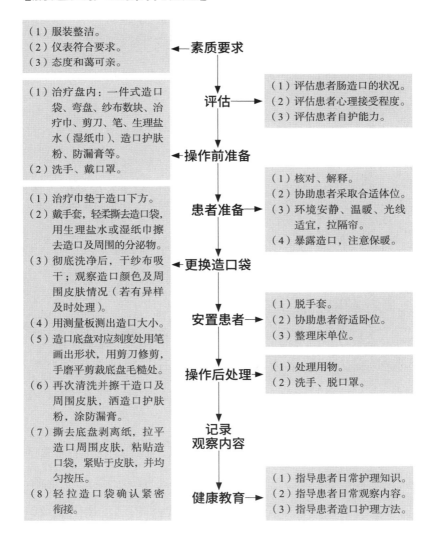

（1）服装整洁。
（2）仪表符合要求。
（3）态度和蔼可亲。

← 素质要求

评估 →
（1）评估患者肠造口的状况。
（2）评估患者心理接受程度。
（3）评估患者自护能力。

（1）治疗盘内：一件式造口袋、弯盘、纱布数块、治疗巾、剪刀、笔、生理盐水（湿纸巾）、造口护肤粉、防漏膏等。
（2）洗手、戴口罩。

← 操作前准备

患者准备 →
（1）核对、解释。
（2）协助患者采取合适体位。
（3）环境安静、温暖、光线适宜，拉隔帘。
（4）暴露造口，注意保暖。

（1）治疗巾垫于造口下方。
（2）戴手套，轻柔撕去造口袋，用生理盐水或湿纸巾擦去造口及周围的分泌物。
（3）彻底洗净后，干纱布吸干；观察造口颜色及周围皮肤情况（若有异样及时处理）。
（4）用测量板测出造口大小。
（5）造口底盘对应刻度处用笔画出形状，用剪刀修剪，手磨平剪裁底盘毛糙处。
（6）再次清洗并擦干造口及周围皮肤，洒造口护肤粉，涂防漏膏。
（7）撕去底盘剥离纸，拉平造口周围皮肤，粘贴造口袋，紧贴于皮肤，并均匀按压。
（8）轻拉造口袋确认紧密衔接。

← 更换造口袋

安置患者 →
（1）脱手套。
（2）协助患者舒适卧位。
（3）整理床单位。

操作后处理 →
（1）处理用物。
（2）洗手、脱口罩。

记录观察内容

健康教育 →
（1）指导患者日常护理知识。
（2）指导患者日常观察内容。
（3）指导患者造口护理方法。

【注意事项】

（1）尽量选择清晨未进食时更换造口袋，动作轻柔，防止损伤周围皮肤。

（2）便袋内容物超过1/3～1/2时应放出内容物，两件式造口袋可取下清洗。

（3）观察造口肠黏膜的血液循环，肠造口有无回缩、出血及坏死。

（4）使用造口袋后应观察造口袋内液体的颜色、性质和量。

（5）保护造口周围皮肤，减少肠液的刺激及湿疹的出现，常用造口护肤粉或防漏膏保护皮肤。

（6）注意个人卫生，防止食物中毒等原因引起腹泻，避免进食过多的粗纤维食物，以免造成肠管和造口的梗阻，以及频繁使用造口袋引起生活工作的不便。

（7）训练排便习惯，如为降结肠或乙状结肠造口术者，可定时反复刺激，以养成良好的排便习惯。

（8）适当掌握活动强度，避免过度增加腹压，导致人工肛门结肠黏膜脱出。

（9）在更换造口袋或清洁造口时，有时会使毛细血管受损，少许渗血，只需用清洁纸巾或纱布稍加压迫就可止血，但渗血不断或颜色不正常，或有血从造口内部流出则应及时通知医师。

（10）造口底盘剪裁大小适宜，大于造口根部1～2毫米。在黏膜皱褶部分消失的轻度水肿者，可放射状剪裁造口底盘，剪裁孔径比造口根部大3～6毫米，并观察水肿消退情况。在造口出血时，剪裁孔径比造口根部大2～3毫米，并观察出血情况。

（11）如果便袋和胶片粘贴不当，有皱褶的情形，排泄物便会由皱褶口流出，刺激皮肤，因此粘贴时要小心留意，尽量避免有皱褶的情形出现。

（12）更换胶片太快或太勤，容易损害皮肤，所以更换时，要小心慢慢撕离，避免过度刺激皮肤。

（13）不宜选用强碱性用品或消毒药水清洁造口及周围皮肤，宜用清水清洁。

（14）根据情况选择合适的造口用品，如果对现时所用的造口物品出现过敏反应的话，应立即更换造口底盘。

（15）指导患者饮食、活动、衣着、沐浴等日常护理知识。住院期间根据医嘱饮食，注意饮食卫生，多饮水。平时穿宽松、舒适、柔软衣着为宜，不能过紧；避免抬举重物或做腹内压增高的动作，咳嗽或打喷嚏时用手按压造口周围，以免造成造口旁疝等并发症。

【并发症管理】

(一) 肠造口并发症的预防及处理

1. 肠造口水肿

(1) 临床表现：主要表现为肠造口肿胀、发亮、肠造口黏膜上的皱褶部分或完全消失。

(2) 预防措施：

① 应评估水肿发生的时间、肿胀程度、造口血运及排泄情况等。

② 造口底盘剪裁大小适宜，大于造口根部1～2毫米。在黏膜皱褶部分消失的轻度水肿者，可放射状剪裁造口底盘，剪裁孔径比造口根部大3～6毫米，并观察水肿消退情况。

(3) 处理措施：

① 轻微者不用处理。

② 黏膜皱褶完全消失的重度水肿者，可用3%高渗盐水或50%硫酸镁浸湿纱布覆盖在造口黏膜上，2～3次/日，20～30分钟/次。

③ 合并脱垂者，水肿难以消退且脱垂的肠管无法回纳，应注意观察和保护肠管，并报告医生。

2. 肠造口出血

(1) 临床表现：肠黏膜上有血液流出。

(2) 预防措施：

① 造口袋内放入适量空气和油剂（液状石蜡、植物油、麻油等），以免造口袋上薄膜来回摩擦造口引起黏膜出血。

② 护理造口时，动作轻柔，避免利器划伤黏膜引起出血。

（3）处理措施：

① 注意观察出血的量及颜色，并做好记录和交班。

② 出血少时，涂上造口护肤粉后用柔软的纸巾或纱布按压止血。

③ 出血量较多时，可用1‰肾上腺素溶液浸湿纱布压迫或用云南白药粉外敷后用纱布压迫止血。

3. 肠造口坏死

（1）临床表现：肠造口黏膜缺血坏死表现为肠造口色泽的改变，肠造口黏膜局部或完全变干、发暗，呈紫色、黑色，甚至出现腐肉。

（2）预防措施：

① 裁剪造口底盘的开口孔径必须按造口根部大小裁剪标准进行，不宜裁剪过小，尤其是肠造口水肿时。

② 在日常生活中，应嘱患者避免穿过于紧身的衣物，避免肠造口受压。

（3）处理措施：

① 严密观察肠造口的血运情况，肠造口黏膜变紫时，应

报告医生并密切观察肠造口黏膜变化。肠造口缺血也可能是暂时的，当肠水肿消退后，肠造口黏膜缺血症状将得以缓解。

② 去除影响肠造口黏膜血供的因素，不宜使用两件式造口袋，以免造口底盘的硬环影响局部血液循环。宜选用透明的一件式开口造口袋以便于观察。如因肠造口边缘缝线结扎太紧而引致肠造口黏膜局部缺血变紫，应剪除术后围绕肠造口周围的碘仿纱布或将缺血区域缝线拆除1～2针，并密切观察肠造口血运恢复情况。可使用红外线仪局部照射2～3次/天，促进肠造口血液循环。

③ 造口局部缺血/坏死范围小于2/3者，可在缺血/坏死黏膜上涂撒造口护肤粉；造口缺血/坏死范围不小于2/3或完全坏死者，应报告医生。如肠造口黏膜局部完全变黑，待坏死组织与正常组织界限清楚时，可通过保守锐性清创方法逐渐将坏死清除。

④ 应观察肠造口是否出现臭味、腐肉，患者病情稳定后行肠造口重建术；对于腹壁内肠管坏死者应及时手术，以防腹膜炎。

⑤ 做好患者及家属的心理护理，并告知病情进展的可能性。

4. 皮肤黏膜分离

（1）临床表现：造口处的肠黏膜与腹壁皮肤的缝合处出

现分离。

（2）预防措施：

①　及时处理造口局部缺血坏死症状。

②　不宜过早拆除造口黏膜缝合处的缝线，拆线时间应根据患者具体情况而定，一般为10天左右。

（3）处理措施：

①　若表浅者可用亲水性敷料如溃疡粉涂上后，再用防漏膏保护分离部分。

②　若分离范围大、深及渗液多，清除局部的黄色腐肉或坏死组织。生理盐水清洗后，予海藻类敷料填塞，用防水性敷料或防漏膏保护分离部分，再贴造口袋。一般2～3天更换一次分离处敷料及造口袋，合并感染时应选用抗菌敷料。

③　分离较深或合并造口回缩者，可使用凸面底盘并佩戴造口腰带或造口腹带固定。

5. 肠造口回缩

（1）临床表现：造口内陷低于皮肤表层，容易引起排泄物渗漏，导致造口周围皮肤损伤。

（2）预防措施：

①　不宜过早拆除造口黏膜缝合处的缝线，拆线时间应根据患者具体情况而定，一般为10天左右。

② 袢式造口支架不宜过早拔除，一般10～14天拆除。

③ 控制体重，避免因造口周围脂肪过多而使造口内陷。

④ 及时处理造口缺血坏死症状，以免肠管回缩至筋膜上或腹腔内。

（3）处理措施：

① 轻度回缩者可使用凸面底盘，配合腰带使用，严重者需手术治疗。

② 造口周围皮肤有损伤者，可涂抹造口护肤粉或使用皮肤保护膜后再粘贴造口袋。

③ 乙状结肠造口皮肤持续损伤者，可考虑采用结肠灌洗法。

6. 肠造口狭窄

（1）临床表现：肠造口开口明显缩小，难以看见肠黏膜，或肠造口皮肤开口正常，但指诊时肠管周围组织紧缩，手指难以进入。一般以肠造口周径不大于小指前段（患者本人）且出现排便困难。

（2）预防措施：

① 指导患者定期门诊对肠造口进行随访，尤其是发生过造口坏死或皮肤黏膜分离的患者，定期随访可及时评估患者是否存在肠造口狭窄的问题，并能及时给予对症处理。

② 指导选择合适的肠造口扩张工具避免肠造口的损伤，避免操作不当引致瘢痕的形成反而会加重肠造口的狭窄。

（3）处理措施：

① 轻度可用手指或扩张器扩宽造口，但注意动作要轻柔以免增加肠造口损伤，具体方法是佩戴手套后用小手指（好转后可改用食指）或扩张器，如圆滑的钢笔外壳涂上润滑剂后轻轻插入肠造口内，感觉有阻力时停留3～5分钟，每天一次，需要长期进行。

② 加强宣教肠造口狭窄进行扩宽肠造口的方法，需要每天坚持有效的执行才能看到效果，因此告知患者需要耐心和坚持。指导患者注意观察肠造口狭窄的进展，如出现腹痛、腹胀、排便费力甚至排便停止等肠梗阻症状时，应及时就诊。

③ 需要进行扩张肠造口的患者宜选择两件式造口袋，以便每天进行"扩肛"。

7. 肠造口脱垂

（1）临床表现：肠管由造口内向外翻出来，有数厘米至20厘米，可引起造口水肿、出血、溃疡或缺血而坏死。

（2）预防措施：

① 避免腹内压增高的因素，减少提重物，慢性咳嗽、长期便秘、排便困难等症状应给予重视，积极处理；指导患者咳嗽或打喷嚏时用手按压肠造口部位。

② 腹壁肌肉薄弱者宜使用腹带或束裤加以支持固定。

（3）处理措施：

① 选择一件式透明造口袋，可容纳脱垂的肠管，便于观察。

② 指导患者准确测量造口大小及掌握正确的粘贴方法，尺寸要恰当（以肠管直径最大为标准，不能单纯测量底部），减少换袋次数。

③ 指导将脱垂的部分从造口推回腹内。

④ 指导患者了解肠梗阻、肠坏死的症状和体征。

⑤ 反复回纳无效的严重病例需要手术治疗。

8. 肉芽肿

（1）临床表现：肉芽肿为良性组织，呈红色颗粒状，触之易出血，通常发生于黏膜与皮肤接触处，围绕着造口的边缘生长。

（2）预防措施：

① 按时拆除造口周围缝线。

② 选择合适的造口用品，避免因坚硬造口物品（如底盘）刺激造口边缘而产生肉芽增生。

（3）处理措施：

① 检查造口周围是否有缝线仍未脱落，及时拆除造口缝线。

② 正确测量造口大小，一般情况下底盘裁剪口径比造口

根部直径大1～2毫米。

③ 较小的肉芽用硝酸银点灼，使其变白后转黑，最后坏死脱落；较大肉芽肿可能需要电灼。

（二）肠造口周围并发症的预防及处理

1. 刺激性皮炎

（1）临床表现：主要是由于排泄物长期反复刺激使造口周围皮肤瘙痒、疼痛、红肿、溃烂。

（2）预防措施：

① 造口治疗师于术前提供理想的造口定位，减少因造口位置选择不佳而造成造口护理困扰。造口位置原则上应该让患者自己能看见，腹部平坦部位、腹直肌以内，应避开瘢痕、皱褶、肚脐、腰部、骨、耻骨、手术切口、有慢性皮肤病变等部位。

② 指导患者注意坐、卧、弯腰的姿势，针对腹部凹陷不平之处，可用防漏膏或防漏条进行填补。

③ 根据造口类型及状况选择合适的造口用具。

④ 根据造口的大小及形状来裁剪底盘，底盘口径比肠造口根部直径大1～2毫米即可。

⑤ 指导患者定期更换造口底盘。回肠造口3～5天更换，结肠造口5～7天更换。若造口底盘渗漏，应及时更换。

（3）处理措施：

① 检查并去除刺激源。

② 造口周围皮肤瘙痒、疼痛、红肿，选择生理盐水或温水进行清洗，擦干后撒适量造口护肤粉并抹匀，再使用皮肤保护膜，最后粘贴造口袋。

③ 如皮肤出现溃烂，可根据具体情况选择水胶体、泡沫等伤口敷料处理，再粘贴造口袋。

2. 过敏性皮炎

（1）临床表现：造口周围皮肤红斑及水疱，皮疹的部位仅限于接触变应原，患者会自觉皮肤瘙痒及烧灼感。

（2）预防措施：

① 评估患者的体质情况，针对某些特异体质患者，在术前做皮肤过敏测试：将各种品牌的底板胶各剪一小块贴于患者腹部皮肤上，评估患者皮肤是否有红肿、烧灼感或其他过敏反应，选择其中两种最适合的底盘交替使用。

② 若对任何品牌的造口底盘都过敏，则建议两种处理方式：第一，可先贴水胶体敷料保护皮肤后，再贴造口底盘；第二，如为降结肠或乙状结肠造口患者，大便成形且有规律时可选择结肠灌洗，无须粘贴造口袋。

③ 如对含乙醇的防漏膏、皮肤保护膜等过敏，改用非乙醇产品。

④ 如对腰带、造口腹带过敏，建议在腰带、造口腹带内

垫上棉质的手帕或毛巾，隔绝与皮肤的接触及减少摩擦。

（3）处理措施：

① 根据皮肤测试结果更换另一系列造口用品。

② 洗净擦干后，根据医嘱使用类固醇药物涂于皮肤上，10分钟后用温水洗净擦干，再按刺激性皮炎处理。

③ 若情况无改善，请皮肤科医生会诊。

3. 机械性损伤

（1）临床表现：造口周围皮肤表层被撕开，可引起皮肤发红、破溃及疼痛。

（2）预防措施：

① 患者造口周围皮肤水肿或脆弱时，预防性使用皮肤保护膜，尽量选择黏性较低的造口底盘。

② 若底盘粘贴过紧，不易去除，则先用湿纱布湿敷几分钟或使用皮肤剥离剂后再去除。

（3）处理措施：

① 重新评估造口护理技巧，去除造口袋或清洗造口周围皮肤时，动作要轻柔。

② 如造口周围皮肤发红、疼痛，洗净擦干后撒适量造口护肤粉并抹匀再使用皮肤保护膜。

③ 如造口周围皮肤出现破溃，可根据具体情况选择水胶体、泡沫等伤口敷料处理后，再粘贴造口袋。

4. 毛囊炎

（1）临床表现：造口周围皮肤出现红疹、脓疱。

（2）预防措施：

① 造口周围皮肤若有毛发时，需用剪刀剪除毛发，不可用剃刀剔除。

② 撕除造口袋时，一手按压皮肤，一手缓慢去除造口底盘，切勿使用暴力。

③ 若底盘粘贴过紧，不易去除，则用湿纱布先湿敷几分钟或使用皮肤剥离剂再去除。

（3）处理措施：

① 如造口周围红疹，洗净擦干后撒适量造口护肤粉并抹匀，再使用皮肤保护膜。

② 毛囊出现脓疱，应怀疑是否有真菌或金黄色葡萄球菌属的感染，并针对其菌种，遵医嘱使用抗感染药物。

5. 放射性皮炎

（1）临床表现：在放疗期间，主诉造口周围皮肤有烧灼、疼痛感，发生不同程度的急性放射性皮炎。

（2）预防措施：

① 放射治疗前指导患者选择黏性较轻的底盘或全油膏底盘。难以清除的防漏膏、防漏条等尽量不要使用。佩戴造口腰带者，需要注意保护皮肤，以免腰带摩擦导致皮肤损伤。

②　指导患者正确移除造口袋的方法，一手按压皮肤，另一手轻轻撕下造口底盘。

③　轻柔清洗肠造口周围皮肤。清洁肠造口周围皮肤宜采用一次性软布、成人洁肤巾（失禁皮肤护理专用）或免洗清洗剂移除污物，勿使用肥皂或消毒液。清洗皮肤时不可用擦拭法，尽量采用冲洗或轻拍式方法清洁，水温不可太高。

④　指导患者每次更换造口袋时应评估皮肤的清洁度，以及皮温、局部皮肤的变化（有无脱皮、脱屑、破损、灼热感或者刺痛感等），如有破损，还需评估损伤的程度和具体部位。

⑤　放射治疗时肠造口周围皮肤防护放射治疗时应使用挡块遮挡，保护肠造口周围皮肤。

⑥　肠造口周围皮肤瘙痒时，指导患者不能用手搔抓，可以喷洒皮肤保护粉进行处理；指导患者剪指甲，避免抓伤皮肤。

⑦　造口袋渗漏应尽快更换并对肠造口周围皮肤进行清洗。

（3）处理措施：

①　主要做好皮肤保护，每次粘贴造口袋前先使用皮肤保护粉加皮肤保护膜或者粘贴超薄型水胶体敷料保护肠造口周围的皮肤，再粘贴造口袋来收集粪便。

② 开放性损伤但没有累及至皮下组织，部分皮层缺失，可选用藻酸盐敷料或亲水性纤维敷料吸收伤口渗出液，使用超薄型水胶体敷料覆盖粘贴后，再粘贴造口袋收集粪便，或者使用泡沫敷料进行处理。必要时佩戴造口腰带/造口弹力腰带；密切监测造口袋渗漏情况，合理安排换药频次，做好排泄物的收集，以免再次刺激创面。

③ 开放性损伤累及到皮下组织，根据渗液情况选择敷料，藻酸盐敷料/亲水性愈合敷料＋超薄型水胶体敷料或者泡沫敷料处理创面后，再粘贴造口袋收集粪便，必要时佩戴造口腰带/造口弹力腰带或者停止放射治疗。

④ 全皮层缺失，伴有坏死组织，这种情况发生率很低，一旦发生应停止放射治疗，及时给予保守锐性清创＋自溶性清创，必要时可采用负压治疗。选用凸面造口袋收集粪便，佩戴造口腰带/造口弹力腰带。

6. 皮肤增生

（1）临床表现：造口周围皮肤皮层增厚，出现疣状的突起，色素沉着，呈灰黑色或灰白色，有时伴疼痛感。

（2）预防措施：

① 根据患者造口情况，选择合适的造口用品。

② 指导患者定期更换造口底盘，回肠造口3～5天更换，结肠造口5～7天更换。如造口底盘渗漏，应及时更换。

③ 造口周围皮肤若有毛发时，需用剪刀剪除毛发，不可用剃刀剔除。

④ 根据造口的大小及形状来裁剪底盘，底盘口径比造口根部直径大1～2毫米。

（3）处理措施：

① 增生皮肤的处理，需佩戴凸面造口底盘将皮肤增生压平。

② 若增生的皮肤有破损，可先涂抹造口护肤粉再粘贴造口袋，严重增生的患者，建议手术治疗。

7. 肠造口旁漏

（1）临床表现：粪水从肠造口肠管的侧壁流出，腐蚀肠造口周围皮肤，引起粪水性皮炎或皮肤黏膜分离。

（2）预防措施：

① 在肠造口肠管与腹壁固定时，注意缝针勿穿过黏膜层，以防肠造口穿孔。

② 术后肠造口指检或扩肛时需剪短指甲，戴橡胶手套时用凡士林或石蜡油充分润滑，并注意顺应造口肠腔缓慢进入，遇阻力调整方向，动作轻柔。

③ 肠造口灌入液体避免创伤，如需使用开塞露，不能直接插入造口，以免引起造口出血或黏膜损伤，甚至黏膜穿孔，可通过注射器连接吸痰管注入。

④ 造口底盘剪裁要恰当，造口底盘剪裁不能太小，比肠造口大1～2毫米为宜，避免长期环箍压迫肠管而引起溃烂穿孔。

（3）处理措施：

① 发生肠造口旁瘘后，应暂行禁食，以减少粪便的形成，同时通过肠造口插入肛管引流粪水，肛管插入深度应超过瘘口所在部位。插管前需充分润滑肛管和手指，先用手指探查肠造口肠管的走向及瘘口所在部位，然后再缓缓插入肛管，插管动作宜轻柔，插入的管道不宜过硬。

② 应及时拆除相应部位的皮肤黏膜缝线，扩创伤口以利引流粪水，并用生理盐水棉球彻底清洗创腔，清除坏死组织，填塞银离子敷料或美盐敷料控制感染和引流粪水，每天更换一次。感染控制后根据创腔具体情况应用合适的伤口敷料进行处理，促进肉芽组织生长，填充创腔，促进伤口愈合。

③ 剪裁造口袋底盘的孔径大于肠造口加创面外口1～2毫米，将瘘口与肠造口合二为一进行处理。

8. 肠造口周围静脉曲张

（1）临床表现：肠造口周围出现清晰可见的以肠造口为中心呈放射状分布的静脉曲张。

（2）预防措施：

① 若患者本身患有肝脏疾病，如肝硬化、门脉高压，进行肠造口手术后，可能并发肠造口旁门—体静脉分流，护理

人员应警惕其发生肠造口周围静脉曲张的风险。

② 指导肠造口患者做好自我检查，每次更换造口袋时评估肠造口周围皮肤是否可见以肠造口为中心呈放射状分布的紫色改变，一旦发现，及时就医。

（3）处理措施：

① 发现造口袋内有鲜血，应立即撕下造口袋，评估出血位置及原因。发现肠造口旁静脉损伤出血，应立即采用压迫止血法，按压出血部位，必要时撒上止血药（如云南白药粉、藻酸盐敷料等），再加压止血或者使用硝酸银棒点出血点再加压止血。上述方法处理无效时需通知医生并协助使用药物止血或结扎破损血管止血。

② 如患者就诊前已经流失较多血液，应严密观察患者的生命体征。

③ 肠造口及其周围尽量避免受压、碰撞、外伤、摩擦。

④ 清洗、更换造口袋时动作应轻柔，避免频繁更换造口袋。

⑤ 非必要的黏性产品如防漏膏应避免使用，因移除这些产品会增加创伤和出血。

⑥ 指导患者使用材料柔软的底盘，慎用硬底盘和腰带。

⑦ 合理裁剪造口底盘开口，注意保护肠造口及其周围皮肤。

9. 肠造口周围恶性肿瘤

（1）临床表现：肠造口旁或肠造口周围皮肤上可见异常

肿块，肿瘤破溃往往伴有恶臭味，渗出液多，摩擦容易出血。

（2）处理措施：

① 每次更换底盘时需对恶性肿瘤创面进行护理，皮肤完好的小结节位置，可喷洒皮肤保护膜；创面宜选用冲洗的方法，冲力不宜太大，若创面渗液多且伴有恶臭，可选用抗生素溶液如甲硝唑溶液湿敷或冲洗，若创面渗液少，清洁后直接喷洒皮肤保护粉进行处理即可。不能粘贴造口袋时可使用藻酸盐敷料吸收渗液，外层覆盖棉垫和护垫，但此方法尽量少用，因为频繁更换敷料会影响患者日常生活的质量。

② 因肿瘤碰撞和摩擦均容易发生出血，因此宜指导患者选用柔软、材质温和、较大容量的一件式开口造口袋，肿瘤较大、常规造口袋难以粘贴时可自制大型造口袋使用。造口底盘的裁剪：造口底盘剪裁范围应按肠造口及周围恶性肿瘤大小进行裁剪，避免压迫受影响的皮肤和癌细胞组织造成出血。

③ 嘱患者避免碰撞和压迫肠造口及其周围的恶性肿瘤；撕除造口底盘时应特别注意力度和皮肤保护；掌握局部出血时自行急救的措施；注意观察局部肿块有无增大破溃和排便情况，肿块增大或出现排便不畅时应及时就诊。

④ 肠造口恶性肿瘤的手术治疗主要为对原有肠造口的切

除或大范围的腹壁组织的切除，同时在合适的位置进行肠造口的重建。如确定需进行手术治疗，配合医生做好术前肠造口定位。如需进行化疗和放射治疗，指导患者定期复查肠造口情况。

10. 造口旁疝

（1）临床表现：轻者表现为肠造口基底或周围隆起，患者会有局部坠胀不适感；重者会引起嵌顿性腹壁疝或肠梗阻。

（2）预防措施：

① 术前造口定位时尽量选择在腹直肌上。

② 指导患者术后6～8周避免做增加腹压的工作（如提举重物）。

③ 减轻腹压，如慢性便秘及时药物治疗、咳嗽时用手按压造口部位等。

④ 控制体重，避免因体重增长过快而引起造口旁疝。

（3）处理措施：

① 宜选择底盘柔软的一件式造口袋，避免选用两件式尤其是凸面底盘造口袋。

② 如采用结肠造口灌洗者要停止灌洗。

③ 指导患者了解肠梗阻的症状和体征，以便及时就诊。

④ 情况较轻时，可使用造口腹带加以支持固定，严重者需行手术修补。

【老年人居家护理要点】

（1）手术的切口已拆线，切口完全愈合后可以洗澡，中性肥皂对它也无刺激，以淋浴为宜。

（2）可以佩戴造口护理用品游泳，游泳前要清空造口袋并少进食，游泳后要更换一个新造口袋。

（3）不需穿特制衣服，造口用品既轻便平坦又不显眼，只需穿柔软、宽松、富于弹性的服装即可，所用腰带不宜太紧，弹性腰带不压迫造口。

（4）建立正确的饮食运动习惯，避免胀气的食品：如萝卜、豆类、乳制品、啤酒、坚果类、含碳酸饮料等；避免易产臭味的食品：如葱、蒜等；避免易腹泻的食品：如冷食、辛辣食品、各种酒类等；避免易导致造口堵塞的食品：如高膳食纤维食品、芹菜、根茎类蔬菜、干果类、菌菇类食品；在尝试新食谱的时候：应当限制每次一种，一次不能够吃得太多；如果没有什么不舒服，可以逐渐增加。

（5）锻炼：每个人每天都要运动，以保持健康的身体，造口患者也不例外，选择一些力所能及的运动，避免严重撞击的接触性运动及会造成腹内压增高的运动，如打拳、举重、足球、篮球等。

（6）造口并不是一种疾病，因此不会影响工作。在体力恢复、精力允许的情况下，便可以恢复以前的工作，但需避免重体力劳动，如举重或提重物。

（7）旅游有益于身心调养，无论坐船、飞机、火车，对造口均不会有影响。但要带齐造口用品放在随身行李内，以便随时更换。及时处理更换下的造口用品，要处理好，注意卫生。在飞机上肠道气体增多，应使用开口袋或配有过滤器。

（8）造口护理。

① 造口用品应放在阴凉的地方保存，避免阳光直射。

② 揭除造口袋时，由上至下，一手固定皮肤，一手撕除底盘，动作轻柔，避免暴力撕除底盘，减少对造口周围皮肤的牵拉和刺激。

③ 检查底盘黏胶及底盘下皮肤，确定是否需要增加造口用品更换频率。

④ 清洗造口及周围皮肤时动作轻柔，使用清水或湿巾纸，禁止用消毒剂及强碱性肥皂清洗。

⑤ 剪裁造口袋时应大于造口根部直径1～2毫米，剪裁好后以手指抚平剪裁处，预防肠造口黏膜摩擦出现出血或增生。

⑥ 佩戴造口袋后，平躺并用手压5分钟左右，可使底盘与人体体温接触后逐渐产生黏性，与皮肤粘贴更紧密。

⑦ 若出现渗漏应即时更换造口袋。

⑧ 注意手卫生。

【知识更新】

更新知识点	传统理念	新 理 念	循证依据
团队 管理策略	由医护管理	由手术医师、护士、营养师、心理/精神科医师等组成的多学科团队共同管理	成人肠造口护理，中华护理学会团体标准T/CNAS 07-2019
强调心理 支持的重要性	无具体内容	应对患者进行心理状态评估及支持：包括术前心理支持与术后心理支持	成人肠造口护理，中华护理学会团体标准T/CNAS 07-2019
造口护理 用品的选择	无详细解读	根据患者实际情况选择适宜的造口护理用品	成人肠造口护理，中华护理学会团体标准T/CNAS 07-2019
造口 检查方法	（1）检查造口周围皮肤。 （2）检查造口黏膜	新增：检查造口底盘情况	丁炎明.造口护理学［M］.北京：人民卫生出版社，2017，109-143
造口底盘 剪裁大小	造口剪裁大于造口直径1～2毫米	（1）造口水肿大于造口直径3～6毫米。 （2）造口出血大于造口直径2～3毫米	（1）成人肠造口护理，中华护理学会团体标准T/CNAS 07-2019。 （2）丁炎明.造口护理学［M］北京：人民卫生出版社，2017，109-143
过敏性 皮炎提早预防	出现过敏性皮炎及早移除过敏源	新增：过敏体质患者术前进行评估，术前对患者进行斑贴实验（patch test）	王泠，胡爱玲，赵琦.伤口造口使劲专科护理［M］.北京：人民卫生出版社，2018

更新知识点	传统理念	新　理　念	循证依据
造口位置评估	使患者处于平卧位	（1）进行多个体位姿势的变化。 （2）根据站位、卧位、坐位等综合患者体位变化，对造口位置评估	王泠，胡爱玲.伤口造口失禁专科护理［M］.北京：人民卫生出版社，2018
造口感染	使用抗真菌软膏治疗	（1）鉴别造口周围皮肤感染类型。 （2）确定感染菌群，选择对应的抗生素或敷料对患者皮肤进行对症处理	丁炎明.造口护理学［M］.北京：人民卫生出版社，2017，109-143

【参考资料】

［1］中华护理学会关于发布《成人癌性疼痛护理》等9项团体标准的公告（护办发字［2019］37号）：成人肠造口护理T/CNAS 07-2019.

［2］王泠，胡爱玲.伤口造口失禁专科护理［M］.北京：人民卫生出版社，2018.

［3］丁炎明.造口护理学［M］.北京：人民卫生出版社，2017.

九

血糖监测护理

（便携式血糖仪）

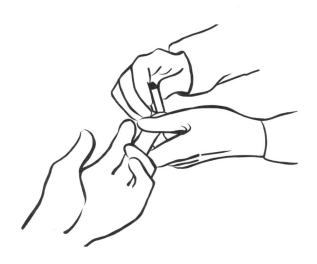

【概念】

即时检验（POCT）与血糖自我监测（SMBG）同属毛细血管血糖监测的基本形式，POCT多由临床护士在院内操作，SMBG多由患者自主在院外进行，两者只能用于糖尿病患者监测血糖，不能作为糖尿病的诊断指标。

【护患沟通】

"王奶奶您好，我是您的责任护士，在您住院期间我会对您进行血糖监测，根据医嘱测量您的血糖水平。您需要每天监测四次血糖，一次为晨起空腹血糖，其余为三餐后两小时血糖，一会儿我将为您进行早餐后两小时的血糖监测，让我看一下您的左手好吗？您左手无名指血运丰富，适合采血，用无名指采血可以吗？那好，请您先用温水洗手，我现在回去准备一下用品，我们一会见。"

"王奶奶，现在是上午九点钟，您早餐后两小时，对吗？现在我要为您进行血糖监测，您用温水洗手了吗？请将左手下垂15秒。"

"我采好血了，您按压1～2分钟，至无出血即可，这个手指不要马上接触水，以免感染。"

"王奶奶，您早餐后2小时血糖值为9.0毫摩尔/升。谢谢您的配合。您还有什么需要吗？您有事可以随时呼叫我，我也会经常来看您的。"

【操作规范】

(一) 工作目标

使用便携式血糖仪，遵医嘱准确测量患者血糖，评价代谢指标，有助于为患者制订个体化生活方式干预方案和优化药物干预方案，提高治疗的有效性和安全性。

(二) 工作规范

1. 测试前的准备

（1）检查试纸条和质控品储存是否恰当。

（2）检查试纸条的有效期及条码是否符合要求。

（3）清洁血糖仪。

（4）检查质控品有效期。

2. POCT血糖检测

（1）选用75%酒精消毒待干或用肥皂和温水将手洗干净，不可选择其他对检测有干扰性的消毒剂，例如碘伏。

（2）待酒精干后或用清洁的纸巾或用棉球擦干双手（尤其是采血部位），方可进行采血，采血部位通常采用指尖、足跟两侧等末梢毛细血管全血，水肿或感染的部位不宜采血。

（3）采血针穿刺皮肤后，轻压指尖或足跟，血液自然流出，用消毒棉球轻拭去第1滴后，将第2滴血液滴入试纸区上的指定区域。穿刺皮肤后勿过度用力挤压，以免组织液混入血样产生偏差。

（4）需根据患者病情和治疗的实际需求制订具体监测频率和时间：

① 使用口服降糖药的患者可每周监测2～4次空腹或餐后2小时血糖。

② 使用胰岛素治疗的患者应该更为积极地监测不同时间段的血糖，注射基础胰岛素的患者应更关注空腹血糖。

③ 注射预混胰岛素的患者应更关注空腹和晚餐前血糖。

④ 当怀疑有低血糖时，应随时加测血糖。

⑤ 当末梢血糖测定值与静脉血浆测定值之间的误差增大，应及时关注。

⑥ 根据需要加测运动或特殊行为（如驾驶）前的血糖。

⑦ 中国血糖监测临床应用指南2021年版指出：应根据糖尿病患者的病情和治疗的实际需求制订个体化毛细血管血糖监测方案，以下表格为各时间点血糖监测的适用范围：

时　间	适　用　范　围
餐前血糖	空腹血糖较高，或有低血糖风险时（老年人、血糖控制较好者）
餐后2小时血糖	空腹血糖已获良好控制，但HbA1c仍不能达标者；需要了解饮食和运动对血糖影响者

时　间	适 用 范 围
睡前血糖	注射胰岛素患者，特别是晚餐前注射胰岛素患者
夜间血糖	经治疗血糖已接近达标，但空腹血糖仍高者；或疑有夜间低血糖者
其　他	出现低血糖症状时应及时监测血糖，剧烈运动前后宜监测血糖

（5）严格按照仪器制造商提供的操作说明书要求和操作规程进行检测。

（6）测定结果的记录包括被测试者姓名、测定日期、时间、结果、单位、检测者签名等。

（7）出现血糖异常结果时，应及时分析原因，针对不同的原因采取处理措施，例如复测、复测质控后重新检测、复检静脉生化血糖、复测后通知医师采取必要的干预措施。

（三）结果标准

（1）患者/家属能够知晓护士告知的事项，对服务满意。

（2）护士操作过程规范、准确、动作轻巧，患者配合。

（3）根据血糖检测结果，对患者/家属进行健康宣教。

（4）结合血糖检测数据，为医生提供个体化生活方式干预方案和优化药物干预方案参考依据。

【便携式血糖仪血糖监测护理操作流程】

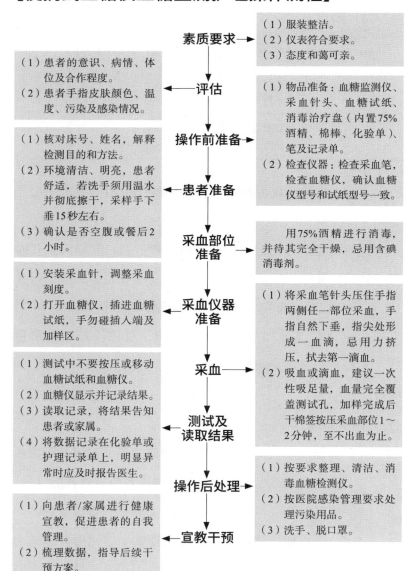

素质要求 →
（1）服装整洁。
（2）仪表符合要求。
（3）态度和蔼可亲。

评估 ←
（1）患者的意识、病情、体位及合作程度。
（2）患者手指皮肤颜色、温度、污染及感染情况。

操作前准备 →
（1）物品准备：血糖监测仪、采血针头、血糖试纸、消毒治疗盘（内置75%酒精、棉棒、化验单）、笔及记录单。
（2）检查仪器：检查采血笔，检查血糖仪，确认血糖仪型号和试纸型号一致。

患者准备 ←
（1）核对床号、姓名，解释检测目的和方法。
（2）环境清洁、明亮，患者舒适，若洗手须用温水并彻底擦干，采样手下垂15秒左右。
（3）确认是否空腹或餐后2小时。

采血部位准备 →
用75%酒精进行消毒，并待其完全干燥，忌用含碘消毒剂。

采血仪器准备 ←
（1）安装采血针，调整采血刻度。
（2）打开血糖仪，插进血糖试纸，手勿碰插入端及加样区。

采血 →
（1）将采血笔针头压住手指两侧任一部位采血，手指自然下垂，指尖处形成一血滴，忌用力挤压，拭去第一滴血。
（2）吸血或滴血，建议一次性吸足量，血量完全覆盖测试孔，加样完成后干棉签按压采血部位1～2分钟，至不出血为止。

测试及读取结果 ←
（1）测试中不要按压或移动血糖试纸和血糖仪。
（2）血糖仪显示并记录结果。
（3）读取记录，将结果告知患者或家属。
（4）将数据记录在化验单或护理记录单上，明显异常时应及时报告医生。

操作后处理 →
（1）按要求整理、清洁、消毒血糖检测仪。
（2）按医院感染管理要求处理污染用品。
（3）洗手、脱口罩。

宣教干预 ←
（1）向患者/家属进行健康宣教，促进患者的自我管理。
（2）梳理数据，指导后续干预方案。

【注意事项】

（1）注意妥善保管血糖仪及试纸，血糖仪需定期检测、校验，血糖试纸应在干燥、避光的地方存放。每次取出试纸后，随手盖紧瓶盖。采血笔仅供个人专用，须一人一笔，不得多人共用。

（2）采血的时间：一般使用口服降糖药者可每周监测2～4次空腹或餐后2小时血糖，或在就诊前一周内连续监测3天，每天监测7次血糖（早餐前后、午餐前后、晚餐前后和睡前）。使用胰岛素治疗者可根据胰岛素治疗方案遵医嘱进行相应的血糖监测。

（3）采血部位选择及消毒：选择指腹两侧，避免直接从指腹或指尖。皮肤消毒用75%的酒精由采血点中心向外消毒皮肤1～2厘米直径，待干后采血，忌用含碘消毒剂。

（4）采血的量及方法：采血量不足会检测失败或结果偏低，需更换试纸重新测定。血流不畅而过度挤压等都会使检测受到影响。

【并发症管理】

（一）感染

1. 临床表现

采血部位红肿热痛，局部压痛明显。

2. 预防措施

（1）采血测定人员必须接受专业培训。

（2）采血前有效洗手，有效皮肤消毒。

（3）针头一人一用一废弃。

（4）采血部位避免太靠近指甲，避免增加感染的危险。

3. 处理措施

（1）针刺局部感染，可外涂0.5%聚维酮碘溶液。

（2）感染严重者，应控制感染，必要时遵医嘱使用抗菌药物。

（二）出血

1. 临床表现

采血后少量血自针刺部位流出。

2. 预防措施

（1）选择采血部位并合理轮换采血部位。

（2）采血完毕后，局部按压1～2分钟。凝血机制障碍者，适当延长按压时间。

3. 处理措施

（1）评估手指皮肤情况，选择合适部位。

（2）评估患者的凝血功能，功能障碍者延长按压手指时间。

（3）采用合理的采血方法，避免用力挤血和按摩。

（三）疼痛

1. 临床表现

采血部位疼痛，有针刺痛。

2. 预防措施

（1）采血前告知患者并对其进行心理疏导，消除其紧张心理，取得其配合。

（2）采血在皮肤消毒剂干燥后进行。

（3）将采血针紧靠患者手指侧面采血，尽量避免在患者指尖或指腹采血。

（4）调节好采血针头刺入的深度。

3. 处理措施

（1）评估患者疼痛程度，合理运用缓解疼痛或解除疼痛的方法。

（2）适当运用心理疏导的方法，如分散注意力。

【老年人居家护理关键点】

（1）血糖自我监测要科学、频繁测：只有科学、频繁的血糖监测才可以了解一段时间内自身血糖波动情况，便于制订出更有效的治疗方案，也能及时发现血糖异常变化的踪迹，及时采取对策。不能仅凭主观感受测量血糖，或认为患者病情稳定后就不需要继续监测血糖。

（2）血糖自我监测要科学、定点测：不同时间的血糖监测代表不同指标，只有弄清楚各时间段的血糖，才能对症治疗，控制血糖，防止并发症的发生。应避免只关注空腹血糖的监测，与空腹高血糖相比，餐后高血糖与糖尿病老年人慢性并发症（尤其是心血管并发症）的关系更为密切，危害更加严重。"餐后2小时血糖"标准是指从老年人吃第一口饭算起，到2小时采血所测的血糖值，而不是从进餐结束后才开始计时。

（3）注意在就诊抽血化验前不能停用降糖药。化验的目的是了解老年人在药物治疗情况下血糖的控制情况，因此，监测前停药得出的化验结果非但不能准确反映病情，反而会造成血糖波动而导致病情加重。

（4）进行血糖自我监测时应注意根据医嘱合理饮食，避免因没有控制饮食摄入而影响检测结果。

（5）学会记录血糖日志，应包含血糖、饮食、运动、用药等多方面信息，定期随访，加强医护患沟通，便于医护人员通过血糖日志，全面掌握老年人情况，制订个性化干预措施，落实健康指导。

（6）遵医嘱定期监测糖化血红蛋白水平。随机血糖反映的是采血当时的即刻血糖水平，而糖化血红蛋白则可反映最近3个月的平均血糖水平，两者的意义是不一样的。此外，尿糖检测不能替代血糖监测。

（7）注意妥善保管血糖仪及试纸，血糖仪需定期检测、校验，血糖试纸应在干燥、避光的地方存放，每次取出试纸后，请随手盖紧瓶盖。

【知识更新】

更新知识点	传统理念	新　理　念	循证依据
患者自我血糖监测的必要性	无	自我血糖监测（SMBG）是糖尿病综合管理和教育的重要组成部分	《中国血糖监测临床应用指南（2021年版）》
毛细血管血糖监测的范围	仅包括自我血糖监测（SMBG）	患者自主进行的SMBG血糖监测和在医院内进行的床旁快速检测（POCT）都归为毛细血管血糖监测	《中国血糖监测临床应用指南（2021年版）》
血糖仪的准确度和精密度命名要求	2015年版指南中，对血糖仪提出了"准确性要求"和"精确性要求"	将"准确性"改为"准确度"，"精确性"改为"精密度"，与我国国家卫生健康委员会现行行业标准中的名称统一	《中国血糖监测临床应用指南（2021年版）》
血糖监测方案的制订原则	2015年版指南根据不同的降糖措施推荐不同的血糖监测方案	建议针对患者的具体情况，结合各种监测方法的特点和优势，制订系统、规范的个体化监测方案	《中国血糖监测临床应用指南（2021年版）》

更新知识点	传统理念	新　理　念	循证依据
便携式血糖仪的管理要求	无	提出对便携式血糖仪精确度、准确度的管理要求	中华人民共和国国家卫生健康委员会行业标准.《便携式血糖仪临床操作和质量管理指南》WS/T 781-2021

附录：便携式血糖仪及血糖试纸标准操作规程

（一）检验目的

定量分析末梢毛细血管全血中的葡萄糖浓度。

（二）适用范围

在血糖仪上定量测定人末梢血中的葡萄糖含量。

（三）临床意义

血糖专指血液中的葡萄糖。每个个体全天血糖含量随进食、活动等情况会有波动。一般在空腹时的血糖水平较为恒定。血糖浓度受神经系统和激素的调节而保持相对稳定。当这些调节失去原有的相对平衡时，则出现高血糖或低血糖。

（四）标本的采集及处理

（1）患者准备：采血前应轻轻按摩采血部位，并进行局部清洗或用75%乙醇擦拭采血部位（请勿使用含碘类消毒剂），待干后进行皮肤穿刺。

（2）标本类型：新鲜毛细血管全血。

（3）标本采集：使用一次性采血针在患者无名指指腹稍靠两侧部位取血，用干棉球去除第一滴血，使用第二滴全血样本进行检测，但应避免因过度挤压导致的组织液渗出。

(五) 仪器和材料

（1）仪器：便携式血糖测试仪。

（2）材料：便携式血糖仪配套血糖测试条。

① 测试条和质控液应储存在阴凉、干燥的环境中（具体温湿度要求根据产品说明执行），应远离热源及潮湿环境，避免阳光直射，切忌冷藏。取出测试条后应立即将筒盖盖严，并在2分钟内使用。标签标明有效期内有效。

② 请勿使用受潮、弯曲、划伤的试纸。

③ 每片试纸只能使用一次，用后即需废弃。

(六) 废弃物处理

（1）采血后的废弃物品，包括测试过的血糖试纸，采血针应及时按感染性废物处理，不得随意丢弃，使用过的采血针应统一用利器盒收集。

（2）未受血液污染的试纸，包装可以按一般非感染性废弃物处理。

（七）血糖仪操作环境

根据不同产品说明书要求执行。

（八）血糖仪检测标准操作方法（详见操作流程）

（九）校准程序

（1）校准程序即对血糖仪的批号、有效期和试纸技术进行编程。

（2）校准频率。

① 首次使用血糖仪。

② 使用新的一盒试纸。

③ 按需。

（3）校准步骤。

① 在关机状态下，将新的校准芯片插入校准芯片插口处。

② 将测试条插入测试仪，直到插不动为止，测试仪"哔"一声自动开机。

③ 屏幕正中间显示编码数值与测试条筒上的编码一致。

（十）质控品及质量控制

（1）质控品为便携式血糖仪公司提供的相应质控液，包括高、低两个浓度。使用前充分摇匀，轻轻挤出血糖质控液，弃去第一滴，将第二滴加到不吸水的干净物体表面内。按仪器上的M键，进入质控测试模式。用插在测试仪上的血糖试纸条顶端轻触相应的质控液，质控液将自动吸入测试条，直至充满加样窗。5秒后显示测试结果，将结果与测试条筒上对应的质控液范围进行比对，检测是否在控。

（2）每天进行患者标本血糖测定前，操作者应先用质控品进行测定。

（3）当测试条批号改变，打开新的测试条包装，更换血糖仪电池，当疑似仪器损坏或测试条变质时应重新进行质控品的测试。

（4）质控记录应该包括测试日期、时间、试纸批号、试纸有效期、质控品批号及未开封时有效期、质控品开封日期及开封后失效期、仪器编号及质控结果。

（5）请不要使用开封4个月以上的质控液，每次质控前使用干净的纸巾将质控液瓶口擦拭干净。

（6）如果质控结果超出范围，请重新使用质控品测量一次，如仍超出范围，则不能进行血糖标本测定。操作者应找出失控原因并及时纠正，重新进行质控测定，直至获得正确结果。

（十一）参考范围

（1）非糖尿病成人空腹血糖范围3.9～6.1毫摩尔/升。

（2）餐后2小时正常血糖水平小于7.8毫摩尔/升。

（3）危急值：当血糖值小于2.2毫摩尔/升或大于24.8毫

摩尔/升，标本必须重测复查。复查标本符合后，通知临床医生并记录。

【参考资料】

[1] 中华人民共和国国家卫生健康委员会行业标准.《便携式血糖仪临床操作和质量管理指南》(WS/T 781-2021).

[2] 中华医学会糖尿病学分会.中国血糖监测临床应用指南（2021年版）[J].中华糖尿病杂志，2021，13（10）：936-948.

[3] 中华医学会糖尿病学分会.中国血糖监测临床应用指南（2015年版）[J].中华糖尿病杂志，2015，7（10）：603-613.

十

PICC 维护护理

（经外周静脉穿刺置入
中心静脉导管维护护理）

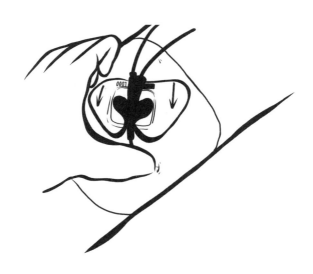

【概念】

经外周静脉穿刺置入中心静脉导管（Peripherally Inserted Central Catheter，PICC）是指由外周静脉—上肢的贵要静脉、头静脉、肘正中静脉、肱静脉等穿刺置管，沿静脉走行，经腋静脉—锁骨下静脉—无名静脉—最后导管的末端位于上腔静脉下1/3处或上腔静脉和右心房交界处的一项技术操作。

【护患沟通】

"王奶奶，您好！导管放置期间您有什么不舒服呢？"

"王奶奶，导管没有滑出或者回缩，您周围皮肤良好。现在给您消毒，有不舒服请告诉我。"

"王奶奶，导管回血良好，导管通畅。现在给您维护好了，下次维护时间是××月××日，导管外露××厘米，已记录在您的维护本上，下次维护本记得带来，不要忘记。携管的注意事项还记得吗？有任何不适请您来院就诊。"

【操作规范】

（一）工作目标

为PICC置管患者提供规范的维护护理，预防导管相关性血流感染，确保导管通畅，维持导管正常功能，确保导管穿刺点的无菌状态，体现护理专业价值。

（二）工作规范

（1）根据治疗需要，严格执行无菌非接触技术原则。

（2）告知患者及家属留置PICC的目的、风险及需要配合的注意事项，取得对方理解和配合。

（3）护士应了解患者的病情、年龄、血管条件、意识状态、相关化验报告、合作程度等；对穿刺部位、穿刺静脉及患者全身情况进行评估。

（4）PICC置管后护理的评估。

① 整体评估：皮肤黏膜出血、皮下瘀斑等出血凝血功能障碍的表现；药物、消毒剂过敏史；置管侧肢体、肩部、颈部及胸部肿胀、疼痛、麻木等不适；存在不当的留置时间或维护间隔；输入液体的种类、性质、用药频率、输入方式；患者是否认识到导管维护的重要性，有无自我管理的能力。

② 局部评估：穿刺局部皮肤有无异常（如瘙痒、皮疹、渗液、渗血、红肿热痛等并发症）；臂围有无变化。

③ 导管功能评估：回抽导管有无回血；导管推注、输注是否通畅，有无残留血液、药物；导管有无移位、打折、破损、断裂。

④ 敷料评估：每5～7天更换一次，包括导管固定装置——思乐扣、透明的半透膜，敷料松动或潮湿随时更换；如应用无菌纱布，常规每48小时更换一次；如纱布敷料完整

性受损，应立即更换；纱布上敷有透明贴膜包扎应认为是纱布包扎，每48小时更换一次。

⑤ 更换无针接头或肝素帽：无针接头更换频率一般5～7天更换一次，或按产品使用说明书更换；正压接头或肝素帽发生破损、经由正压接头或肝素帽取过血后、不管什么原因取下后均需及时更换。

⑥ 冲洗导管：选择10毫升注射器或10毫升管径的预冲式导管冲洗器；采用脉冲式冲管；冲洗时机选择在治疗间歇期每7天一次；每次静脉输液、给药前后；输注两种不相容药物和液体之间；输注高黏滞性液体（输血、全肠外营养、脂肪乳剂等），应间隔4～6小时冲封管一次；双腔及多腔导管宜单手同时冲封管。

⑦ 环境与体位：每天进行环境消毒，保持诊室整洁、通风。每日用消毒液擦拭桌面、地面。无菌物品与非无菌物品分开放置。工作人员进入维护室需衣帽整齐，维护时无关人员不得进入。患者维护时可选择坐位或平卧位。

（三）结果标准

（1）患者及家属能够知晓护士告知的注意事项，对服务满意。

（2）护士操作过程规范、准确、动作轻柔，患者及家属配合。

（3）导管留置期间无感染，导管通畅。

【PICC 治疗期护理操作流程】

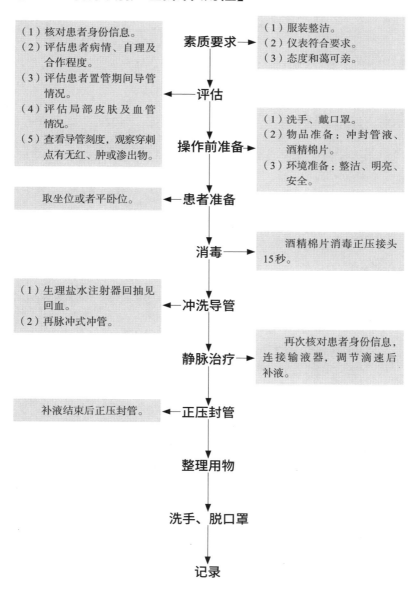

（1）核对患者身份信息。
（2）评估患者病情、自理及合作程度。
（3）评估患者置管期间导管情况。
（4）评估局部皮肤及血管情况。
（5）查看导管刻度，观察穿刺点有无红、肿或渗出物。

素质要求 →
（1）服装整洁。
（2）仪表符合要求。
（3）态度和蔼可亲。

↓ 评估

操作前准备 →
（1）洗手、戴口罩。
（2）物品准备：冲封管液、酒精棉片。
（3）环境准备：整洁、明亮、安全。

取坐位或者平卧位。 ← 患者准备

消毒 → 酒精棉片消毒正压接头15秒。

（1）生理盐水注射器回抽见回血。
（2）再脉冲式冲管。
← 冲洗导管

静脉治疗 → 再次核对患者身份信息，连接输液器，调节滴速后补液。

补液结束后正压封管。 ← 正压封管

整理用物

洗手、脱口罩

记录

【PICC间歇期护理操作流程】

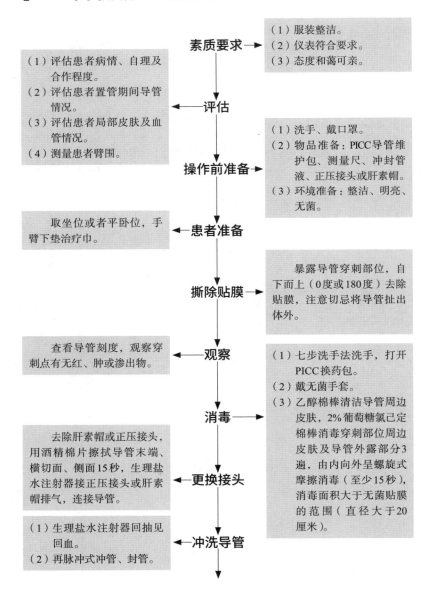

素质要求 →
（1）服装整洁。
（2）仪表符合要求。
（3）态度和蔼可亲。

（1）评估患者病情、自理及合作程度。
（2）评估患者置管期间导管情况。
（3）评估患者局部皮肤及血管情况。
（4）测量患者臂围。
← **评估**

操作前准备 →
（1）洗手、戴口罩。
（2）物品准备：PICC导管维护包、测量尺、冲封管液、正压接头或肝素帽。
（3）环境准备：整洁、明亮、无菌。

取坐位或者平卧位，手臂下垫治疗巾。
← **患者准备**

撕除贴膜 →
暴露导管穿刺部位，自下而上（0度或180度）去除贴膜，注意切忌将导管扯出体外。

查看导管刻度，观察穿刺点有无红、肿或渗出物。
← **观察**

消毒 →
（1）七步洗手法洗手，打开PICC换药包。
（2）戴无菌手套。
（3）乙醇棉棒清洁导管周边皮肤，2%葡萄糖氯己定棉棒消毒穿刺部位周边皮肤及导管外露部分3遍，由内向外呈螺旋式摩擦消毒（至少15秒），消毒面积大于无菌贴膜的范围（直径大于20厘米）。

去除肝素帽或正压接头，用酒精棉片擦拭导管末端、横切面、侧面15秒，生理盐水注射器接正压接头或肝素帽排气，连接导管。
← **更换接头**

（1）生理盐水注射器回抽见回血。
（2）再脉冲式冲管、封管。
← **冲洗导管**

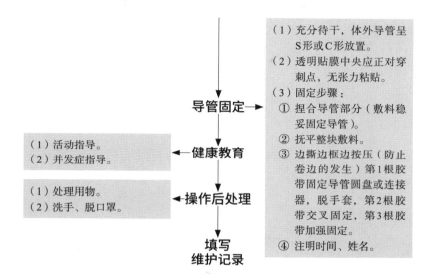

导管固定→
(1) 充分待干，体外导管呈S形或C形放置。
(2) 透明贴膜中央应正对穿刺点，无张力粘贴。
(3) 固定步骤：
① 捏合导管部分（敷料稳妥固定导管）。
② 抚平整块敷料。
③ 边撕边框边按压（防止卷边的发生）第1根胶带固定导管圆盘或连接器，脱手套，第2根胶带交叉固定，第3根胶带加强固定。
④ 注明时间、姓名。

健康教育←
(1) 活动指导。
(2) 并发症指导。

操作后处理←
(1) 处理用物。
(2) 洗手、脱口罩。

填写
维护记录

【注意事项】

（1）注射器或针头/导管一旦进入或连接到患者的静脉输液容器或给药装置，则应视为污染。

（2）注意阻力情况和/或未发现回血情况，应进一步确定发生该情况的外部和内部原因。

（3）不可使用预充式冲洗器输注药物。

（4）冲封管必须用脉冲式方式，正压封管。冲洗溶液的最小用量相当于导管系统（如导管加上附加装置）内部容积的2倍。

（5）禁止使用小于10毫升的注射器冲管、给药，不可暴力冲管，以免造成导管的损坏。

（6）可以使用此导管进行常规的加压输液，但不可用于高压注射泵推注造影剂（除紫色耐高压管）。

（7）换药时严格遵守无菌非接触技术，正确粘贴无菌贴膜，不可将胶布直接贴于导管体上。

（8）宜选用表面光滑紧实、结构简单、通路透明的无针接头。在输注红细胞以及需要快速、连续输注晶体溶液时，应避免使用无针接头。

（9）换药时观察并记录导管刻度，禁止将体外导管部分人为地移入体内。

（10）贴透明贴膜时必须无张力粘贴，不要造成压伤。对易于过敏的皮肤可选用通透性高的透明敷料或水胶体敷料。

（11）使用时观察输液速度，发现流速减慢应及时查明原因并妥善处理。

（12）治疗间歇期导管维护每7天一次。

【并发症管理】

（一）静脉炎

1. 临床表现

（1）常发生于穿刺后48～72小时，好发于穿刺点上方8～10厘米处，沿静脉走行的红、肿、疼痛。

（2）静脉炎分级标准：

① 0级：没有症状。

② 1级：输液部位发红、有或不伴疼痛。

③ 2级：输液部位疼痛伴有发红和/或水肿。

④ 3级：输液部位疼痛伴有发红和/或水肿条索样物形成，可触摸到条索状的静脉。

⑤ 4级：输液部位疼痛伴有发红和/或水肿条索样物形成，可触摸到条索状的静脉大于1英寸（1英寸=2.54厘米），有脓性渗出物。

2. 预防措施

（1）机械性静脉炎。

① 选择合适时机置管，如需中长期用药、化疗的患者及早留置PICC导管。

② 选择合适的导管；粗直弹性良好的导管。

③ 正确摆放置管体位，并严格规范置管操作，减少导管对血管壁的刺激。

④ 早期干预，置管24小时后，可用50摄氏度左右半湿毛巾，沿静脉走向热敷。注意不要沾湿穿刺点敷料，连敷3天，每天4次，每次20分钟，每次间隔在4小时左右，注意不要使用热水袋及电热宝热敷。

（2）化学性静脉炎。

① 确保导管末端位置在上腔静脉内。

② 操作时，冲洗干净手套滑石粉或选用无粉手套。

（3）细菌性静脉炎。

① 保持手的清洁。

② 固定好导管，防止导管在穿刺口自由进出并保持穿刺点及局部无菌。

③ 先清洁皮肤再消毒，消毒范围直径大于20厘米，外露导管必须消毒。

④ 置管24小时后应首次换药；穿刺点出血或使用纱布敷料时，应每48小时更换一次；间歇维护时更换贴膜敷料每周一次。

⑤ 熟悉掌握输注药物的pH及浓度，药物配伍禁忌等，避免不兼容造成沉淀。

⑥ 每日输液前后，抽血，输注血制品、脂肪乳等后即用生理盐水脉冲式冲管。

⑦ 输注全肠外营养（TPN）等药物时输液器至少24小时更换。

（4）血栓性静脉炎。

① 提高护士穿刺技巧。

② 选择适宜血管，根据血管粗细选择能满足治疗需要的规格导管。

③ 穿刺过程尽量减少对血管内膜的损伤，避免在同一血

管反复穿刺。

④　经常评估患者情况，对易于生成血栓的患者，可使用非药物预防或考虑预防性的应用抗凝药。

3. 处理措施

（1）机械性静脉炎。

①　抬高患肢，避免肘关节活动，适当增加手指活动。

②　针对不同程度的静脉炎处理，沿血管走向给予热湿敷，涂抹喜辽妥、如意金黄散，微波治疗等。

③　机械性静脉炎经处理3天未能缓解，可考虑拔除导管。

（2）化学性静脉炎。参考机械性静脉炎处理措施。

（3）细菌性静脉炎。

①　若怀疑是细菌性静脉炎，应在外周和导管内取血进行血液培养，阳性者拔除导管。

②　无全身症状，但穿刺点有渗出物脓液，应培养脓性液体，取样前避免消毒皮肤影响培养，经处理无效，症状持续，需拔除导管。

（4）血栓性静脉炎。

①　可疑导管相关性静脉血栓形成时，应抬高患肢并制动，不应热敷、按摩、压迫，应立即通知医师对症处理并记录。

②　应观察置管侧肢体、肩部、颈部及胸部肿胀、疼痛、皮肤温度及颜色、出血倾向及功能活动情况。

③ 评估导管是否继续使用，进行溶栓治疗、抗凝血治疗或拔除导管。

（二）穿刺点感染

1. 临床表现

表现为导管入口处局部红肿、疼痛、硬结、有脓性分泌物等。

2. 预防措施

（1）严格执行预防规范，置管及维护必须严格无菌技术操作。

（2）每天观察穿刺局部情况，按要求及时更换敷料，适当增加更换频率。

3. 处理措施

（1）穿刺点感染时，有脓性分泌物尽量挤出，消毒后，视渗出液多少选择纱布敷料或透明敷料覆盖。

（2）取局部分泌物或脓液进行培养，必要时遵医嘱使用抗生素治疗。

（三）穿刺点渗血、渗液

1. 临床表现

PICC穿刺处有渗出无色透明、淡黄色、红色液体的现象。

2. 预防措施

（1）选用合适的穿刺针，避开关节部位，避免直刺血管，置管当日减少患肢屈肘活动。

（2）穿刺后第一日用纱布加透明敷料固定，予以按压止血并密切观察。

3. 处理措施

（1）穿刺点可用明胶海绵或凝血酶原覆盖并使用弹力绷带包扎，不要过紧，注意观察指端血运情况，以免造成肢体血液循环障碍。

（2）通过B超或血管造影明确渗液原因，根据症状给予相应处理。

（四）导管堵塞

1. 临床表现

（1）非凝血性堵塞。

① 输入不相容药物后发生堵塞或阻力增加。

② 注射泵总是高压报警。

③ 对溶栓治疗没有反应。

④ 拔除的导管腔内可以看到沉淀物。

（2）血凝性堵管。

① 部分或全部回抽、冲管、滴注困难。

② 伴有疼痛、水肿等，B超或造影检查确认管腔内血凝形成。

2. 预防措施

（1）根据病情及静脉选择合适静脉穿刺置管，避免直刺血管，避免关节活动部位穿刺。

（2）选择合适的PICC导管及正确合理的固定位置。

（3）置管后拍X线胸片检查，确定导管末端位置。

（4）采用脉冲式生理盐水进行推注，检查生理盐水（SAS）冲封管及正确冲管的频率。

（5）注意使用药物间配伍禁忌。

3. 处理措施

（1）静脉导管堵塞时，应分析堵塞原因，不应强行推注生理盐水。

（2）用10毫升注射器回抽，抽出血凝块，不可暴力推注。

（3）使用肝素液再通法或尿激酶溶栓法。三通管分别连接导管、10毫升空注射器、装有尿激酶注射器，开通空注射器与导管连接（尿激酶注射器端关闭）通路，回抽后关闭该通路，使导管内形成负压，开放三通使尿激酶注射器与导管相通，尿激酶进入导管内，保留0.5～1小时后，用10毫升空注射器回抽，通畅后，再用10毫升生理盐水脉冲式冲管，如果不通畅，重复以上步骤数次直至通畅，如不能溶栓，可考虑拔管。

（五）皮肤问题

1. 临床表现

穿刺局部皮肤有红肿、发热、瘙痒、皮疹、皮炎或过敏。

2. 预防措施

（1）选择刺激性小的消毒剂进行皮肤消毒，待干后再粘贴透明敷料。

（2）对易于过敏的皮肤可选用通透性高的透明敷料或水胶体敷料。

3. 处理措施

出现皮疹后，无法判断可经皮肤科看诊后，使用2%葡萄糖氯己定、生理盐水消毒换药，再局部涂抹抗过敏药膏（避免涂抹在穿刺口），用纱布或纱布加透明敷料固定，每48小时更换直至皮疹消退。

（六）导管脱出、移位

1. 临床表现

导管部分或全部脱出体表外，导管尖端位置不正确。

2. 预防措施

（1）导管维护要由专门培训的护士进行，换药时，观察导管的长度有无变化，可使用思乐扣等加强固定。

（2）需定期检查导管的位置和敷料的固定情况，做好带管出院的健康指导，嘱患者置管侧手臂应避免进行大幅度活动，以免导管移位或脱出。

（3）应用透明敷料固定导管，保证体外导管必须完全覆盖在透明敷料下，能够有效预防导管移位或脱出，敷料发生松脱及时更换。

3. 处理措施

（1）导管部分脱出，观察导管脱出长度，无菌消毒后，检查导管是否通畅，功能是否完好，予以重新固定，严禁将脱出导管回送。

（2）若导管完全脱出，应检查导管完整度，评估穿刺部位，予以压迫止血。

（七）导管断裂或破损

1. 临床表现

抽回血、输液、冲封管时，血液外渗、漏液。

2. 预防措施

（1）维护时冲洗导管，检查导管完整性。

（2）冲管遇阻力，不可强行推注。

（3）不可将胶布直接固定导管，以免腐蚀导管。

（4）尽可能使用透明敷料覆盖外露导管，便于观察。

（5）尽量避免使用导管夹，防止损伤导管。

3. 处理措施

（1）导管体外断裂或破损，应立即反折固定导管，并至医院维护，查找损坏点，更换连接器，修复导管。

（2）导管体内断裂时，于上臂腋部扎止血带，患肢制动，经拍X线证实后，在数字减影血管造影（DSA）介入下行血管内抓捕术。

（八）导管拔除困难

1. 临床表现

导管拔除中有异常阻力。

2. 预防措施

（1）避免导管置入时间延长。

（2）拔管时应稍用力但用力均匀。

（3）对血管进行B超检查或造影检查。

（4）缓解患者情绪波动。

（5）维护时尽量无静脉炎、感染等并发症的发生。

3. 处理措施

（1）拔管遇阻力时，应立即停止，不可强行拔管，通过热敷、放松心情、调整体位等，缓解后再尝试拔管。

（2）必要时考虑手术取出。

（九）导管相关性皮肤损伤

1. 临床表现

皮肤剥离：浅层不规则病变；皮肤发亮撕裂：局部或全部张力性水疱。

2. 预防措施

指导工作人员正确选择敷料，识别有风险的患者并现场采取护理措施，包括营养不良、脱水、老年、新生儿、皮肤病、低/高湿度、放射治疗、化疗、抗炎药、长期使用皮质类固醇、抗凝剂。

3. 处理措施

（1）考虑使用抗炎、止痒剂或镇痛剂冷敷在敷料上，每隔24小时评估皮肤发炎情况，检测感染迹象和症状。

（2）考虑无酒精的无菌敷料，如果有皮瓣，在边缘应用敷料。

（十）血管导管相关感染

1. 临床表现

患者局部感染时会出现红、肿、热、痛、渗出等症状，血流感染除局部表现外还会出现发热（大于38摄氏度）、寒战或低血压等全身感染症状。

2. 预防措施

（1）严格掌握置管指征，减少不必要的置管。

（2）如为血管条件较差的患者进行经外周静脉置入中心静脉导管有困难，有条件可使用超声引导穿刺。

（3）无感染征象时，血管导管不宜常规更换，不应当为预防感染而定期更换中心静脉导管，不宜在血管导管局部使用抗菌软膏或乳剂。

3. 处理措施

（1）可疑导管相关性血流感染时，应立即停止输液，拔除PVC管，暂时保留PICC导管、遵医嘱给予抽取血培养等处理并记录。

（2）长期置管患者多次发生导管相关血流感染时，可预防性使用抗菌药物封管。

（3）每天观察患者导管穿刺点及全身有无感染征象。当患者穿刺部位出现局部炎症表现或全身感染表现的，怀疑发生血管导管相关感染时，建议综合评估决定是否需要拔管。如怀疑发生中心静脉导管相关血流感染，拔管时建议进行导管尖端培养、经导管取血培养及经对侧静脉穿刺取血培养。

【老年人居家护理关键点】

（1）仔细阅读PICC导管的维护手册，了解个人导管使用期限、维护频次、置管长度、PICC基本知识，如有疑问，可随时咨询专业护士。

（2）小心保护好导管外露的接头，最好用无菌透明敷料或宽胶布包扎。

（3）学会自行观察导管，外露导管手臂弯曲时有无返折、导管损伤或将导管拉出体外，并且不要随意变动固定的导管位置。

（4）穿刺部位应适当保持清洁干燥，按要求每周进行导管的标准维护，不可延长间隔时间，如有贴膜潮湿卷边等应及时更换。如因为对贴膜过敏等原因而必须使用纱布敷料时，应每48小时更换一次。当贴膜被污染或疑似污染、潮湿、脱落、卷边或者危及导管时应请护士予以更换。

（5）不要自行撕下导管外固定的贴膜，不要牵拉导管，睡眠时：注意不要压迫穿刺肢血管；更衣时：注意不要将导管勾出或者拔出，穿衣时先穿患侧衣袖，再穿健侧衣袖；脱衣时：先脱健侧衣袖，后脱患侧衣袖；注意衣袖口不宜过紧；肘部关节避免剧烈运动。

（6）应选择淋浴，禁止盆浴、桑拿。淋浴前做好防水工作，淋浴时举起置管侧手臂，淋浴后检查贴膜是否进水，若有浸湿应及时就诊更换贴膜。

（7）留置期间，不影响穿刺手的正常活动，可以做一般家务，如烧菜、煮饭、洗碗、扫地等。手臂可以做一般运动，如弯曲、伸展，适当进行穿刺侧手活动等，增加血液循环，预防并发症的发生。注意避免带管的手臂使用过度，提重物不超过3千克，避免用力拐拐，不要做引体向上，不要做反复牵拉导管的运动。尽量不要在置管侧量血压。

（8）户外活动尽量穿长袖衣服，防止蚊虫叮咬，避免引起皮肤感染。

（9）出现以下情况应及时就诊：

① 导管局部脱出：应立即固定好导管的外露部分，寻求护士的帮助，切忌自行将脱出的导管送入体内。

② 导管完全脱出：按压穿刺点至不再出血（5分钟），

穿刺点局部使用创可贴覆盖，将脱出的导管一并带回医院。

③ 导管断裂：马上将外露的导管反折向上，固定在手臂上，不要让导管滑进体内，立即返院。

④ 导管内有回血。

⑤ 伤口、手臂出现红、肿、热、痛、活动障碍，臂围增加大于2厘米。

⑥ 穿刺点有渗液、分泌物、化脓等。

⑦ 敷料污染、潮湿、脱落或者输液接头脱落等。

⑧ 观察体温变化，如持续高热不适等。

【知识更新】

更新知识点	传统理念	新　理　念	循证依据
无菌非接触技术	无菌技术	无菌非接触技术：是一种特定且定义全面的无菌技术类型，以保护关键部分和关键部位为基础的独特理论实践框架，将标准预防措施（如手卫生和个人防护用品，不接触技术和无菌用物）相整合。适用所有侵入性临床操作和医疗装置管理	美国静脉输液护理学会. 2021 INS 输液治疗实践标准. 2021

更新知识点	传统理念	新　理　念	循证依据
静脉输液团队的命名及作用	无	（1）适用于满足患者和医疗机构需求的服务。 （2）血管通路装置的置入和维护交由专人/专业团队。 （3）中心静脉导管应由接受专业培训的医护人员拔除。 （4）更名为输液和血管通路服务组织	（1）美国静脉输液护理学会.2021 INS 输液治疗实践标准.2021。 （2）中华护理学会静脉治疗专业委员会.临床静脉导管维护操作专家共识.2018
中央静脉通路装置导管尖端位置的判断及要求	无	（1）在输液治疗前如果出现导管尖端位置不正确的临床征兆和症状时，通过X光检查或其他成像技术来确定中央血管通路装置的尖端位置。 （2）在患者的医疗记录中需记录初始尖端位置，并可提供给其他参与患者护理的组织机构	美国静脉输液护理学会.2021 INS输液治疗实践标准.2021

更新知识点	传统理念	新 理 念	循证依据
中央静脉通路装置导管尖端位置的判断及要求	无	（3）在成人和儿童中，中央血管通路装置尖端位置在上腔静脉和右心房交界处有最佳安全性能	美国静脉输液护理学会.2021 INS输液治疗实践标准.2021
无针输液接头消毒	在每次血管通路装置连接之前用70%酒精、碘伏或含量大于0.5%的氯己定酒精溶液，采用机械法用力擦拭无针输液接头（5～60秒）	每次连接前用75%乙醇、浓度大于0.5%的葡萄糖酸氯己定乙醇溶液、有效碘浓度不低于0.5%碘伏溶液，采用机械法用力擦拭消毒接头的横截面和外围（5～15秒）	中华护理学会静脉治疗专业委员会.临床静脉导管维护操作专家共识.2018
无针输液接头的使用范围	无	在输注红细胞以及需要快速、连续输注晶体溶液时，应避免使用无针接头	中华护理学会医院感染管理专业委员会，中华护理学会静脉治疗专业委员会.输液连接装置安全管理专家共识.2022
冲封管液量	（1）给药前后宜用生理盐水脉冲式冲洗导管，如果遇到阻力或抽吸无回血，应进一步确定导管的通畅性，不应强行冲洗导管。	（1）导管冲洗液量应以冲净导管及附加装置腔内药物为目的，原则上应为导管及附加装置内腔容积总和的2倍以上。	中华护理学会静脉治疗专业委员会.临床静脉导管维护操作专家共识.2018

更新知识点	传统理念	新　理　念	循证依据
冲封管液量	（2）输液完毕应用导管容积延长管容积2倍的生理盐水或肝素盐水正压封管	（2）封管液量应为导管及附加装置内腔容积的1.2倍	中华护理学会静脉治疗专业委员会.临床静脉导管维护操作专家共识.2018
血管导管相关感染的预防要点	无	（1）紧急状态下的置管，若不能保证有效的无菌原则，应当在2天内尽快拔除导管，根据病情需要重新置管。（2）长期置管患者多次发生血管导管相关血流感染时，可预防性使用抗菌药物溶液封管	国家卫生健康委办公厅关于印发血管导管相关感染预防与控制指南（2021年版）的通知（国卫办医函〔2021〕136号）
导管相关性皮肤损伤	无	在导管穿刺点周围敷料下方出现的渗液、红斑和/或其他皮肤异常表现，包括但不限于水疱、大疱、浸渍或撕裂，且在移除敷料后持续30分钟或更长时间	美国静脉输液护理学会.2021 INS输液治疗实践标准.2021
双腔及多腔导管的冲封管方式	无	双腔及多腔导管宜单手同时冲封管	中华护理学会静脉治疗专业委员会.临床静脉导管维护操作专家共识.2018

【参考资料】

［1］中华护理学会医院感染管理专业委员会，中华护理学会静脉治疗专业委员会.输液连接装置安全管理专家共识.2022.

［2］美国静脉输液护理学会.2021 INS输液治疗实践标准.2021.

［3］国家卫生健康委办公厅关于印发血管导管相关感染预防与控制指南（2021年版）的通知（国卫办医函〔2021〕136号）.

［4］中华护理学会静脉治疗专业委员会.临床静脉导管维护操作专家共识.2018.

［5］乔爱珍，苏迅.外周中心静脉导管技术与管理［M］.北京：人民军医出版社，2015.

十一

跌倒预防护理

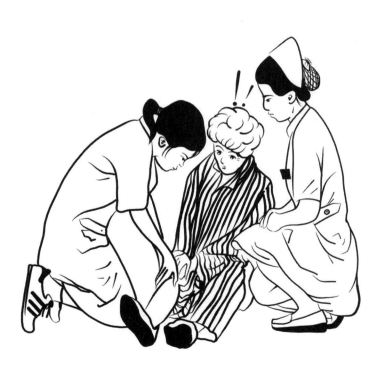

【概念】

跌倒是指突发、不自主的、非故意的体位改变，倒在地上或比初始位置更低的平面上。按照国际疾病分类（ICD-10）对跌倒的分类，跌倒包括以下两类：① 从一个平面至另一个平面的跌落；② 同一平面的跌倒。跌倒的定义不包括由于瘫痪、癫痫发作或外界暴力作用引起的摔倒。

【护患沟通】

"王奶奶，让我们来评估一下您是否属于跌倒高风险人群（疾病史、用药史、自理能力等），以便我们采取更好的措施来预防您跌倒。因为一旦跌倒的话，可能会导致您皮肤擦伤、关节扭伤，甚至是骨折等不良后果。请您配合一下。"

"根据刚才的评估，您属于跌倒高风险对象，所以，我要跟您说几个注意点，以确保您尽量不要跌倒。"

"首先，我带您熟悉一下环境，走廊、厕所都有扶手，您平时走路时要扶好，走路要慢。如果看到地面有防跌倒警示标识，说明这里是危险地带，您一定要小心。睡觉的时候我们会帮您拉上床栏，您自己不要将床栏放下，有事您就按旁边的呼叫铃，千万不要自行下床。"

"假如您要起床，要做到'三步曲'，即平躺30秒再坐起，坐起30秒再站立，站立30秒再行走。尤其当您服用降压药、降糖药、缓泻剂、抗癫痫药、镇静药等特殊药物，更加容易引起跌倒，所以您必须更加注意。如您有头晕、眼花、手脚无力等不适时，应马上卧床，并告知护士，千万不要紧张。"

"平时您穿的鞋子要防滑、合脚；裤子要合适，不要太长，以免被绊倒及滑倒；您常用的物品应放在随手容易取到的地方。"

"在您的床头（电子屏或卡片）会有醒目的防跌倒警示标识，以提醒我们工作人员知晓您是跌倒高风险患者，更好地为您服务；万一发生跌倒，您应立即呼叫，不要随意移动，以免加重伤害。"

"王奶奶，以上是我向您交代的一些防跌倒注意事项，您有什么不明白的吗？谢谢配合！"

【操作规范】

（一）工作目标

评估住院患者的危险因素，采取相应措施，减少患者跌倒的风险及降低因跌倒导致的各种伤害，保护患者安全。

（二）工作规范

1. 遵循标准预防、安全的原则

2. 跌倒危险因素评估

（1）评估的时间点：

① 当患者入院时。

② 当患者发生跌倒后。

③ 当患者的健康和功能状态发生改变。

④ 当患者住院环境发生变化（如转入其他病房）。

（2）评估表格。目前，有各种跌倒风险因素评估表格。适合住院患者常用的表格，国外的有Morse跌倒风险评估表、Berg平衡量表、起立-行走测试、Hendrich Ⅱ 跌倒风险评估表和约翰霍普金斯跌倒风险评定量表等。国内的有住院患者跌倒风险评估量表、老年住院患者参与跌倒预防知信行量表等。

（3）评估要点：

① 患者个体层面的评估。评估患者的跌倒史、疾病史、平衡和活动度情况、有无认知功能改变、有无失禁情况发生、是否频繁如厕、有无足部问题、是否存在视力问题、有无眩晕、是否存在前庭功能障碍。评估患者是否服用了易致跌倒的药物，如镇静剂、安眠药、降压药、泻药、利尿剂、降血糖药、肌肉松弛剂、扩血管药、抗组胺药、止痛麻醉剂、抗抑郁药、抗焦虑药物。是否对患者使用了某种形式的约束、衣着松紧度及鞋子是否合适。

② 住院环境层面的评估。评估住院环境中是否存在跌倒危险因素：容易发生跌倒的场所，如病床旁、浴室和厕所；

有杂物堆积或不容易被发现的场所，如阳台；病房外的通往公共场所的区域也应该进行评估。

（4）评估分级：

① 定性评估：临床判定法，判定为跌倒低风险、中风险和高风险。

跌倒风险等级	患 者 情 况
跌倒低风险	昏迷或完全瘫痪
跌倒中风险	——过去24小时内曾有手术镇静史； ——使用2种及以上高跌倒风险药物
跌倒高风险	——年龄不小于80岁； ——住院前6个月内有2次及以上跌倒经历，或此次住院期间有跌倒经历； ——存在步态不稳、下肢关节和/或肌肉疼痛、视力障碍等； ——6小时内使用过镇静镇痛、安眠药物

② 定量评估：当患者不符合"临床判定法"中任何条目时，宜使用Morse跌倒风险评估量表进行评估，根据总分判定为跌倒低风险、跌倒中风险、跌倒高风险。

项　　目	评 分 标 准	分　值
跌倒史	无	0
	有	25
超过一个疾病诊断	无	0
	有	15

项　　目	评 分 标 准	分　值
使用助行器具	没有需要/卧床休息/坐轮椅/护士帮助	0
	拐杖/手杖/助行器	15
	依扶家具	30
静脉输液	否	0
	是	20
步　态	正常/卧床休息/轮椅	0
	虚弱	10
	受损	20
精神状态	正确评估自我能力	0
	高估/忘记限制	15

注：小于25分为跌倒低风险，25～45分为跌倒中风险，大于45分为跌倒高风险

3. 预防措施要点

（1）患者入院后2小时内，当班护士对其进行跌倒、坠床危险因素评估。

（2）根据患者跌倒、坠床危险因素评估的结果，落实相应的预防措施。

① 跌倒低风险患者。

a. 应在床边、就餐区、卫生间、盥洗间等跌倒高危区域及腕带上放置防跌倒警示标识。

b. 应将日常用物、呼叫铃放在患者方便取用位置。

c. 宜减少跌倒风险的因素，如协助肌力、平衡及步态功能训练改善步态不稳。

d. 使用带轮子的床、轮椅等器具时，静态时应锁定轮锁，转运时应使用安全带或护栏。

② 跌倒中风险患者。

a. 应执行跌倒低风险的预防措施。

b. 确定患者需要照护的程度，按实施要求提供护理。

c. 告知患者离床活动时应有他人陪同。

③ 跌倒高风险患者。

a. 应执行跌倒低、中风险的预防措施。

b. 应有专人24小时看护，保持患者在照护者的视线范围内。

c. 应每班床边交接跌倒风险因素及跌倒预防措施的执行情况。

d. 根据患者情况使用床栏，对意识障碍、烦躁患者必要时遵医嘱使用约束带。

（3）针对评分结果，对患者及其照护者进行跌倒预防健康教育，了解患者的需求，给予必要的生活帮助和护理；更换照护者时，重新进行预防跌倒、坠床健康教育。内容如下：

① 病室内物品尽量放于柜内，常用物品放于随手可及处。

② 正确使用助行器，穿大小适宜的防滑鞋。指导患者不穿拖鞋、高跟鞋、尺码不合适的鞋子。安全的鞋子应为：鞋跟较低（小于2.5厘米），鞋跟宽大、坚实与地面接触良好；鞋底柔韧、防滑；鞋头宽大；有鞋带、搭扣或松紧带；鞋面柔软；鞋子越轻越好。

③ 上下轮椅、平车、上下床时锁定轮子，防止滑动，注意便盆座椅固定。使用轮椅、平车时系好安全带。

④ 避免走过陡的楼梯或台阶，上下楼梯、如厕时尽可能使用扶手。

⑤ 走路保持步态平稳，尽量慢走。转身、转头时动作要慢。

⑥ 起床或久坐后站立时遵循起床"三步曲"，即平躺30秒、坐起30秒、站立30秒再行走。如有头昏、眩晕等症状应通知护士，不要自行下床。

⑦ 沐浴时使用座椅，洗热水澡时间不可过长，沐浴后坐着穿衣服，避免弯腰捡东西。

⑧ 避免睡前饮水过多，以至夜间多次起床，下床前先放下床栏，不能翻越床栏。晚上床旁尽量放置小便器。

⑨ 地面若有潮湿，应立即通知护士处理，不要在光线不

足的情况下摸索行走，夜间可开地灯或床头灯。

⑩ 手术后患者第一次下床时请护士搀扶。

（4）确保病区环境安全。

① 地面平整、干净、干燥、防滑、无障碍物。

② 上下扶梯、病房走廊、卫生间、淋浴间均需安装扶手。

③ 室内布局、物品摆放应合理化。

④ 向患者示范床边铃使用方法，将呼叫铃牌妥当放置在床头或枕边。

⑤ 浴室地板需铺设防滑地砖，地面应无沐浴液残留，增加浴凳。

⑥ 光线明亮、充足、柔和、不直射。

⑦ 将多功能床调至适当高度，坐床上时以脚跟正好着地不悬空为宜，便于上下床，并固定好床脚刹车。

（5）加强巡视。

① 患者卧床时，姿势是否安全。

② 患者下床活动时，步态、身体平衡是否正常，他人扶助是否正确、有效，辅助用具使用是否准确。

③ 夜间如厕途中是否有障碍物。

④ 每日评估病房环境是否安全，有损坏应及时维修，消除致患者跌倒的危险隐患。

（6）在专业康复人员的指导下进行合理的运动锻炼、认知训练、肌力训练、平衡步态训练，以保持或增强患者肌力和平衡感。

（7）按需合理使用髋部保护器，并及时记录和评估。

（8）具有高跌倒风险的老年人每日至少需要补充钙和维生素 D 800 国际单位。

（9）对住院患者尤其是老年住院患者的药物进行评估，监测用药反应，加强用药指导。目前与跌倒发生显著相关的药物有：抗精神病药物、抗抑郁药物、抗癫痫药物、苯二氮卓类药、髓袢利尿剂、强心苷类（洋地黄、地高辛）、阿片类药物以及多重用药。与跌倒发生弱相关的药物有：β 受体阻滞剂、抗帕金森药物、心血管类药物（降压药、抗心律失常药）、降糖药、其他类（第一代抗组胺药、氨基糖苷类、胃肠解痉药）等。

① 加强指导，用药前告知患者和陪护人员可能出现的反应。

② 老化和疾病可使药物动力和药物代谢机制发生改变。

③ 药物处方不依从，含药物错用、滥用和不适当处方，均可增加不良反应。

④ 跌倒风险随着使用药物数量的增加而增加。

⑤ 中枢神经系药物可导致镇静、体位性低血压以及平衡和活动度的下降，宜睡前给药；苯二氮卓类药物对认知、步态和平衡造成影响，建议上床后服用；抗高血压药、扩血管药可致直立性低血压、头晕；利尿剂导致患者多次起身排尿，低钾血症使得患者乏力；降血糖药物导致患者低血糖、虚弱和晕眩。

（10）对患者进行相应的心理疏导。

① 焦虑、沮丧、自卑、恐惧心理：要耐心做好安慰、解释工作，心理上给予疏导、支持、鼓励，帮助患者建立自信心，保持积极乐观开朗的心情，摆脱跌倒的阴影。

② 不服老、高估自己能力或忘记自己限制心理：与患者交流，使其掌握自身的健康状况和活动能力，提高其对跌倒因素的意识，正确认识自己的躯体功能状态，保持平和的心态。

③ 怕麻烦心理：此类患者可针对性讲解跌倒后的各种严重后果，使患者认识跌倒的危险性，鼓励患者求助，主动解决患者生活上的需要，避免意外发生。

4. 住院患者发生跌倒后的处置

（1）患者突然跌倒，护士应迅速赶到患者身边，同时立即报告医师，协助评估患者的意识、受伤部位与伤情、全身状况等，初步判断跌伤原因和认定伤情。

（2）疑有骨折或肌肉、韧带损伤的患者，根据跌伤的部位和伤情采取相应的搬运方法，协助医生对患者进行处理。

（3）患者头部跌伤，出现意识障碍等严重情况时，遵医嘱迅速采取相应的急救措施，严密观察患者的病情变化。

（4）受伤程度较轻者，嘱其卧床休息，安慰患者，酌情进行检查和治疗。

（5）对于皮肤出现瘀斑者，对其进行局部冷敷；皮肤擦伤渗血者，用聚维酮碘清洗患者的伤口后，以无菌敷料包扎；出血较多者，先用无菌敷料压迫止血，再由医生酌情对其进行伤口清创缝合，并遵医嘱注射破伤风抗毒素。

（6）了解患者跌倒时的情况，分析患者跌倒的原因，加强巡视，向患者及家属做好宣传教育，提高防范意识。

（7）加强对跌倒导致长期卧床患者的关注，尤其是下肢深静脉血栓、肺部感染，以及泌尿系感染等长期卧床并发症患者的观察及护理。

5. 跌倒损伤程度分级

国际（医疗）质量指标计划机构将跌倒导致人体的损伤程度分级如下：

一级为扭伤、擦伤、皮肤小撕裂伤，仅需要简单处理或观察。

二级为扭伤、大而深的划破、撕裂伤或小外伤，需要医疗及护理处置，如缝合、绷带、夹板及冰敷。

三级损伤包括骨折，意识、身心状况改变，甚至死亡，均需要医疗处置或会诊。

6. 跌倒的相关计算公式

跌倒的相关计算公式如下：

跌倒的发生率＝病房跌倒发生的总件数/病房总住院人日数 × 1 000‰；

不同原因的跌倒发生率＝跌倒原因分类至跌倒件数/有记录的跌倒总件数 × 100%；

跌倒造成的伤害率＝有记录跌倒伤害事件数/有记录跌倒总件数 × 100%；

不同跌倒伤害程度的发生率＝不同伤害程度的跌倒件数/有记录的跌倒总件数 × 100%；

重复跌倒发生率＝跌倒次数超过1次以上的住院患者数/总跌倒住院患者数 × 100%。

（三）结果标准

（1）患者/家属能够知晓护士告知的事项，对服务满意。

（2）患者住院期间无因护理不当造成的跌倒（坠床）事件发生。

【跌倒预防护理操作流程】

（1）服装整洁。
（2）仪表符合要求。
（3）态度和蔼可亲。

←素质要求

（1）评估患者年龄、身体状况、用药、身体活动情况、自理能力、步态等。
（2）评估环境因素：地面、各种标识、灯光照明、病房设施、患者衣着等。

←评估

用物：防跌倒、防滑标志等。

←操作前准备

**操作过程
健康教育→**

（1）问候患者，核对手腕带。
（2）向患者解释预防跌倒的重要性，取得其配合。
（3）保持环境安静、整洁；患者舒适、安全；地面清洁、干燥。
（4）加强巡视，重点观察，合理安排陪护，严格交班。
（5）检查病房内各处扶手、标识是否具备，浴室及厕所内呼叫系统是否正常，地面是否湿滑，走廊是否畅通，光线是否明亮。
（6）对生活能自理的患者，尽量将物品放置于患者方便拿取处。
（7）指导患者选用防滑鞋，避免在潮湿的地面走动，拐杖或由护士协助使用，如厕下蹲或起立时动作要慢。
（8）将病床调至适当高度，固定好脚刹车，根据情况使用床栏，并保证其稳定性；放置防跌倒警示标识；患者下床时先放下床栏，切勿翻越；躁动不安者选用适当的约束工具，并向家属解释使用目的。
（9）长期卧床、体弱的患者下床活动时医护人员应主动协助、扶持。患者活动量掌握循序渐进的原则，按照躺—坐—立—行顺序变换体位，随时询问患者感受。
（10）告知患者服药后注意事项，并密切观察其用药后反应。

（1）对患者评估准确。
（2）健康教育有效。
（3）防跌倒措施落实有效。

←评价

记录

【注意事项】

（1）关注跌倒发生的时间。15:00—21:00及0:00—7:00这两个时间段为高发时间段。

（2）关注跌倒发生的主要场所。病床旁、洗手间（浴室）和走廊为多发地。病床旁是改变体位最多的地方，患者改变体位过快易引起体位性低血压而跌倒。洗手间地面潮湿、杂物过多易引起跌倒，排大小便时患者由蹲坐位站立时动作过快，会导致体位性低血压而跌倒。患者站立排尿导致循环血量改变，会引发头晕而跌倒。热水沐浴时间过长会导致血管扩张，若同时站立沐浴，患者易引起血压改变而跌倒。具有一定的活动能力的患者（如处于康复期或精神病房的患者）易在走廊上发生跌倒。

（3）选择合适的跌倒风险评估量表，根据风险程度采取针对性的跌倒预防措施。

（4）对患者平衡和活动度的评估必须与其他危险因素的评估结合在一起，尤其是认知功能障碍、烦躁不安、精神兴奋剂的使用、步态不稳、尿失禁和有跌倒史的患者。

（5）认知功能障碍使患者对环境的改变，以及环境中的危险因素的理解和处理能力下降，增加了住院患者发生跌倒的风险，其中患者意识错乱和定向力障碍是独立影响因素。

（6）失禁、频繁如厕及治疗失禁的药物均使患者发生跌倒的危险性增加。

（7）足部问题如疼痛、鸡眼、胼胝、拇囊炎、脚趾畸形、肌无力、感觉异常，以及指甲的问题均改变了患者足底的压力，影响其平衡感和移动度，增加了跌倒的危险。

（8）视野的缺失较视力下降、对光灵敏度下降更可能导致患者跌倒的发生。

（9）70岁以上的老年人前庭功能会因为年龄的增大而发生改变，导致其定位发生偏移、头部和身体活动被放大及平衡功能受损，从而容易跌倒和受伤。

（10）定期对病房环境（包括家具、光线、地面、助步器、杂物等）进行评估，评估环境中可能存在的跌倒危险因素，作为患者跌倒预防措施的组成部分。

（11）住院患者衣着松紧度不适及穿鞋不当使得跌倒的危险性增加。

（12）对于跌倒、坠床高危患者的看护由每班医护人员重点交接班；根据跌倒、坠床评估分值大小，选择评估频次；对高危患者继续采取有效的预防措施。

（13）患者转科、病情变化、调整治疗或发生跌倒/坠床后，1小时内需对其完成再评估。

（14）每日督查患者跌倒预防措施的落实情况。

（15）多学科干预，多部门合作，成立多学科跌倒防范团队（由医生、护士、药师、心理治疗师、康复治疗师、后勤设备人员组成）。通过培训，提高团队成员的防跌倒意识，明确各成员的职责和工作内容，达到多学科合作、综合防治的目的。

【并发症管理】

（一）骨折

1. 临床表现

（1）疼痛，活动时疼痛加剧，局部有明显的压痛、骨摩擦音。

（2）肿胀。

（3）畸形。

（4）功能障碍。

（5）大出血：当骨折端刺破大血管。

2. 预防措施

（1）根据患者的实际情况制订预防患者跌倒的管理制度。

（2）加强对患者的安全知识宣教，提高认识。

（3）建立无障碍的医院环境。

（4）动态评估，防范措施落实到位。

（5）严密观察药物疗效和副作用。

（6）心理疏导。

3. 处理措施

（1）根据情况配合医生做好止血、包扎、骨折固定的现场急救。

（2）搬运时尽量让患者平躺搬运，人力充足的情况下采用三人搬运法，即三人并排单腿跪在患者身体同一侧，同时分别把手臂深入患者肩背部、腹臀部、双下肢的下面，保持其身体始终处于水平位置；发生颈椎损伤者应由专人负责牵引固定伤者头颈部。

（3）注意搬运者动作的协调一致；针对不同部位的骨折，如肱骨外科颈、桡骨远端及髋部骨折等，配合医生及早复位，需手术者做好围手术期护理和术后康复护理。

（4）积极处理疼痛，加强心理疏导。

（二）皮外伤

1. 临床表现

表皮擦伤、软组织损伤、急性伤口。

2. 预防措施

同"骨折"。

3. 处理措施

（1）表皮擦伤，消毒后以无菌敷料覆盖并定期更换。

（2）软组织损伤冷敷时间因人而异，一般可以冷敷

24～72小时，超过72小时可适当选择热敷。

（3）过长过深的伤口要立即清创缝合，术后做好伤口渗血渗液的观察和换药处理。

（4）必要时配合止痛药物。

（三）脑外伤

1. 临床表现

（1）意识变化。

（2）头痛与呕吐：频繁呕吐，进行性加重的剧烈头痛，是颅内压增高的早期表现。

（3）头部体征：着力点有巨大血肿者，疑有颅骨骨折，而在着力点以外出现肿胀，可能并发有硬膜外血肿。

（4）生命体征：颅内压升高时，典型的生命体征变化是两慢两高：脉搏、呼吸慢，血压、体温升高。

2. 预防措施

同"骨折"。

3. 处理措施

（1）卧床休息，尽量减少搬动，保持环境安静。

（2）监测生命体征，严密观察病情变化。

（3）积极配合急救药物的应用，比如止血药、脱水剂等。

（4）需做血肿穿抽吸术或开颅血肿清除术的患者，积极配合术前准备，联系转科。

【老年人居家护理关键点】

（一）增强防跌倒意识

（1）加强防跌倒知识和技能的宣教，协助老年人及其家属正确认识自身身体状态，增强预防跌倒的意识。

（2）告知老年人及其家属发生跌倒时不同情况的紧急处理措施、紧急情况发生时应如何寻求帮助等，做到有备无患。

（3）有跌倒危险的老年人，身边必须有照顾者陪伴。

（二）合理用药

指导老年人遵医嘱正确服药，不要随意加药或减药，更要避免自行同时服用多种药物，并且尽可能减少用药的剂量，了解药物的不良反应，注意用药后的反应。使用易导致跌倒的药物后动作宜缓慢，预防跌倒的发生。

（三）合理运动

指导老年人坚持参加适宜的、有规律的体育锻炼，如打太极拳、散步、慢跑、游泳等运动，以增强其肌肉力量、柔韧性、协调性、平衡能力、步态稳定性和灵活性，从而减少跌倒的发生。

（四）选择适当的辅助工具

（1）指导老年人选择长度适宜、顶部面积较大的拐杖及助行器，对老年人经常使用的物品应定位放置，并放在老年人触手可及的位置。

（2）如有视觉、听觉障碍的老年人应佩戴眼镜、助听器等其他辅助设施。

（五）创造安全的居家环境

（1）保持室内灯光明亮，通风良好，地面干燥、平坦、整洁，走廊、洗手间安装扶手。

（2）将经常使用的物品放在触手可及的位置，不要登高取物。

（3）在床头安装电话，不下床也能接听。起夜较勤的老年人，灯源开关置于伸手可及处。在卧室、走廊、厕所安装感应地脚灯或小夜灯，方便晚上照明。

（4）清理家中过道上的杂物，电线、电话线应整理好，避免行走时被绊倒。

（5）保持家具高度适宜及边缘的钝性，防止对老年人产生伤害。

（6）衣着舒适、合身、长短适宜，避免过于紧身或过于宽松的服饰，以免行走时绊倒，鞋子要合适，鞋底防滑、避免穿拖鞋。

（7）提醒老年人、家属及其照护人员，共同维护老年人的安全。

（六）调整生活方式

（1）避免走过陡的楼梯或台阶，上下楼梯、如厕时尽可能扶扶手。

（2）避免过急过快的体位改变，转身、转头时动作一定要缓慢。

（3）走路保持步态平稳，尽量慢走，避免携带过重物品。

（4）避免去人多湿滑的地方。

（5）避免在他人看不到的地方独自活动。

（6）乘坐交通工具时，应等待车辆停稳后再上下车。

（7）外出时备好急救药品，如保心丸、降压药、强心药或糖果，必要时备急救联系卡，万一发生意外时，可及时联系到家人。

（七）饮食注意点

（1）多食含钙丰富的食物，如牛奶、虾皮、芝麻酱等，每日补充维生素 D 800 国际单位。

（2）根据身体情况适量饮酒，不得醉酒、酗酒。

（3）睡前不宜过多饮水，避免夜间多次起床如厕。如有必要，夜间床旁放置小便器。

（4）少喝浓茶、咖啡，以免影响睡眠。

【知识更新】

更新知识点	传统理念	新　理　念	循证依据
跌倒是可以预防和控制的	跌倒不可预防	老年人跌倒干预的前提是对老年人跌倒风险的评估，根据评估结果采取相应的干预措施，才能有效降低老年人跌倒的发生率，减轻老年人跌倒的损伤程度	中国老年保健医学研究会老龄健康服务与标准化分会.中国老年人跌倒风险评估专家共识（草案）［R］2019
住院老人的跌倒发生概率一般是正常老人的3倍	以往未提到比例	住院患者受病情、治疗因素的影响，以及被迫适应陌生的环境等因素的共同作用，其跌倒的发生率约为社区人群的3倍	成磊，胡雁.住院患者跌倒的预防措施［J］.上海护理，2017，13（1）：89-93
评估的目的是结合评估结果，落实针对性的预防措施	只做单纯评估	根据跌倒风险等级落实预防措施	（1）成人住院患者跌倒风险评估及预防 T/CNAS 18-2020。 （2）中国老年保健医学研究会老龄健康服务与标准化分会.中国老年人跌倒风险评估专家共识（草案）［R］.2019
根据患者情况选择适宜的评估工具	定量评估	根据患者情况，选择适宜的评估工具：定性评估或定量评估	（1）成人住院患者跌倒风险评估及预防 T/CNAS 18-2020。

更新知识点	传统理念	新　理　念	循证依据
根据患者情况选择适宜的评估工具	定量评估	根据患者情况，选择适宜的评估工具：定性评估或定量评估	（2）中国老年保健医学研究会老龄健康服务与标准化分会.中国老年人跌倒风险评估专家共识（草案）［R］.2019
评估老年人对跌倒的认识、活动意愿等，宜指导干预决策的制订	无	（1）应询问老年人对跌倒的认识、原因、未来风险和如何预防。（2）询问老年人对活动的态度、独立性和风险，以及老年人的意愿和能力	老年人跌倒全球指南工作组.2022世界指南：老年人跌倒的预防和管理［R］.2022
环境评估目的在于发现所处环境中的危险因素，为针对性跌倒预防措施实施提供依据	只做患者评估，不做环境评估	不良的环境因素是引起老年人跌倒的重要危险因素	（1）成人住院患者跌倒风险评估及预防T/CNAS 18-2020。（2）中国老年保健医学研究会老龄健康服务与标准化分会.中国老年人跌倒风险评估专家共识（草案）［R］.2019
尽可能不使用任何形式的约束	约束可以避免跌倒和坠床的发生	（1）应根据评估确定的风险因素，采取针对性的预防措施。	成人住院患者跌倒风险评估及预防T/CNAS 18-2020

更新知识点	传统理念	新 理 念	循证依据
尽可能不使用任何形式的约束	约束可以避免跌倒和坠床的发生	（2）有证据显示使用物理约束可导致患者死亡、受伤或者缺乏自由度。因此，约束应是最后一项选择的预防跌倒干预措施	成人住院患者跌倒风险评估及预防T/CNAS 18-2020
是否使用床栏必须综合考虑各种因素	每位患者都必须使用	（1）应根据评估确定的风险因素，采取针对性的预防措施。 （2）拉起床栏可能会增加患者受伤的危险。床栏的设计、维护情况会影响到患者卡住的部位，包括头部、颈部、胸部、骨盆处	成人住院患者跌倒风险评估及预防T/CNAS 18-2020
锻炼项目需要有专业康复人员指定和实施	由护士指导患者	从事的锻炼项目需考虑老年人的体能和健康状况，由医生、护士、药师、心理治疗师、康复治疗师、后勤设备人员组成跌倒防范团队，通过培训，明确职责和工作内容，达到多学科合作、综合防治目的	中国康复医学会老年康复专业委员会专家共识组.预防老年人跌倒康复综合干预专家共识［J］.老年医学与保健，2017，23（5）：349-352

续 表

更新知识点	传统理念	新 理 念	循证依据
补充足够的钙和维生素 D	未提到具体数量	具有高跌倒风险的老年人每天至少需要补充维生素 D 800国际单位	中国康复医学会老年康复专业委员会专家共识组.预防老年人跌倒康复综合干预专家共识［J］.老年医学与保健，2017，23（5）：349-352

【参考资料】

［1］老年人跌倒全球指南工作组.2022世界指南：老年人跌倒的预防和管理.2022.

［2］中华护理学会关于发布《成人有创机械通气气道内吸引技术操作》等10项团体标准的公告（护办发字［2021］3号）：成人住院患者跌倒风险评估及预防T/CNAS 18-2020.

［3］张玲娟，张雅丽，皮红英.实用老年护理全书［M］.上海：上海科学技术出版社，2019.

［4］中国老年保健医学研究会老龄健康服务与标准化分会.中国老年人跌倒风险评估专家共识（草案）［R］.2019.

［5］中国康复医学会老年康复专业委员会专家共识组.预防老年人跌倒康复综合干预专家共识［J］.老年医学与保健，

2017，23（5）：349–352.

［6］成磊，胡雁.住院患者跌倒的预防措施［J］.上海护理，2017，13（1）：89–93.

十二

轮椅安全转运护理

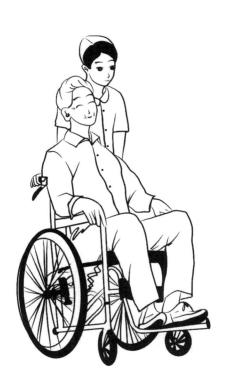

【概念】

借助轮椅将不能自行移动或行动不便的患者（出院、入院、转院、转科、外出检查、治疗和手术等），安全地从一个地点运送到另一个地点的过程。

【护患沟通】

"王奶奶，您好！今天医生给您开了一个肝脏B超检查，一会我会用轮椅护送您到B超室去，请您配合一下好吗？"

"王奶奶，我先检查一下轮椅的性能，您需要先上个厕所吗？"

"今天的天气有点凉，我们带一条毯子好吗？"

"王奶奶，一会从床上移动到轮椅上时，请您配合用双手搂住我的颈部，您放心，轮椅的车闸我已经固定牢固。"

"王奶奶，这个安全带已经系好了，您觉得紧吗？我们要准备出发啦！"

"奶奶，您觉得有什么不舒服吗？马上就是下坡了，请您坐好，我调个方向，您正面向坡，我会慢慢的，有什么不舒服要随时告诉我。"

"王奶奶，现在检查完成了，准备回病房了，回去时是上坡路，您身体尽量往后靠，我们会迎面上坡。"

【操作规范】

（一）工作目标

针对不能自行移动或行动不便的患者（出院、入院、转院、转科、外出检查、治疗和手术等），用轮椅进行转运，在转运过程中确保护理人员轮椅使用规范，辅助用具安全，使老年患者转运全程舒适。

（二）工作规范

（1）遵循查对制度：核对转运医嘱及患者身份。

（2）告知患者/家属转运的目的、注意事项，取得患者/家属的配合。

（3）评估转运环境是否安全，天气及温度是否适宜；评估患者的病情、意识状态；评估患者的配合程度、体型体重、肢体活动情况及在转移过程中主动用力的程度；评估患者有无身体创伤，全身皮肤有无出血点，局部皮肤有无红斑、破溃及肢体血液循环是否良好及导管情况；根据以上对患者的评估，选择合适的转运工具（轮椅），评估转运工具（轮椅）性能是否良好。

（4）患者体位转移的方法。

① 推轮椅到床旁，与床呈45度夹角或平行，固定轮椅车闸，竖起脚踏板。

② 安置患者身上相关导管位置。

③ 从床到轮椅的转移：

a. 协助患者移至床边穿衣穿鞋，坐起双足着地，躯干前倾。

b. 护士面向患者站立，用双膝夹紧患者双膝外侧以固定，双手拉住患者腰部皮带或扶托其双髋。

c. 嘱患者双手搂抱护士颈部，并将头放在护士靠近轮椅侧的肩上。

d. 护士微后蹲，同时向前、向上拉患者，使患者完全离开床并站住。

e. 在患者站稳后，护士以足为轴旋转躯干，使患者转向轮椅，臀部正对轮椅正面。

f. 然后使患者慢慢弯腰，平稳坐至轮椅上。

g. 帮助患者调整位置，尽量向后坐，系上安全带，翻下脚踏板，将双脚放于脚踏板上。

h. 松开轮椅车闸后准备转运。

（5）转运前应做好的准备工作：

① 监测生命体征，确认患者适合转运。

② 检查轮椅各个部件功能是否良好。

③ 嘱患者排尿排便，穿衣穿鞋，携带病历。

④ 根据天气情况，酌情备好毛毯等。

⑤ 联系相关科室，做好提前接待准备。

（6）转运过程中的观察。

①　转运途中护士应严密观察患者（坐位、肢体的摆放、面色、呼吸、病情等），如有补液的患者需密切观察穿刺部位与补液滴速；有导管患者应查看导管有无滑脱、扭曲、折叠受压等。

②　转运过程中护士有意识地与患者交谈，随时询问患者有无不适，及时了解需求。

③　转运时，遇到电梯及下坡道路时，护士应调转轮椅，使患者头背部后倾，推行者倒走并稍侧身，用一侧腰部抵住轮椅，推行速度减慢避免震荡，并三步一回头，随时关注道路安全以及患者安全。

④　尽量减少转运途中的停留，如出现紧急事件，应立即紧急处理，保证患者安全。

（7）转运后的交接。

①　检查完毕后，回病房及时向主管医生反馈检查及治疗的情况。

②　从轮椅到床的转移：

a. 协助患者坐于轮椅边，双足着地，躯干前倾。

b. 护士面向患者站立，用双膝夹紧患者双膝外侧以固定，双手拉住患者腰部皮带或扶托其双髋。

c. 嘱患者双手搂抱护士的颈部，并将头放在护士靠近床侧的肩上。

d. 护士微后蹲，同时向前、向上拉患者，使患者完全离开轮椅并站住。

e. 在患者站稳后，护士以足为轴旋转躯干，使患者臀部正对床沿，平稳坐在床上。

f. 协助脱鞋脱衣，调整舒适体位，固定好导管，盖好盖被，询问患者有无不适。

③ 与责任护士严格交接，监测生命体征，并与转运前进行对比；检查皮肤情况、导管情况等，做好相应记录。

（三）结果标准

（1）转运工具选择合理，转移过程患者安全舒适。

（2）转运全程患者生命体征平稳，皮肤无压力性损伤，各管道妥善固定且引流通畅。

（3）护士操作规范，符合节力原则。

【轮椅安全转运护理操作流程】

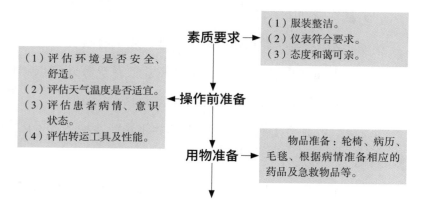

素质要求 →
（1）服装整洁。
（2）仪表符合要求。
（3）态度和蔼可亲。

（1）评估环境是否安全、舒适。
（2）评估天气温度是否适宜。
（3）评估患者病情、意识状态。
（4）评估转运工具及性能。
← 操作前准备

用物准备 →
物品准备：轮椅、病历、毛毯、根据病情准备相应的药品及急救物品等。

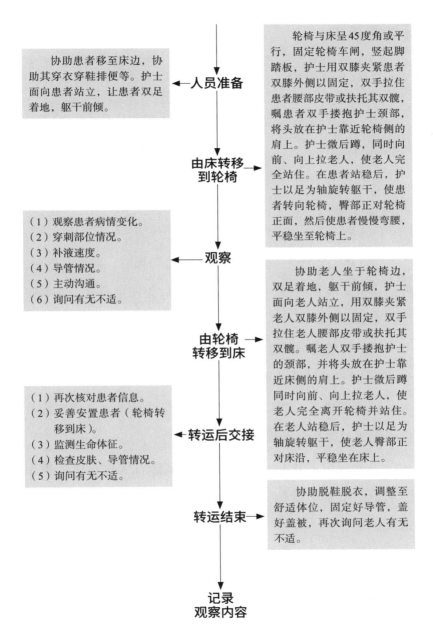

协助患者移至床边，协助其穿衣穿鞋排便等。护士面向患者站立，让患者双足着地，躯干前倾。

←　**人员准备**

轮椅与床呈45度角或平行，固定轮椅车闸，竖起脚踏板，护士用双膝夹紧患者双膝外侧以固定，双手拉住患者腰部皮带或扶托其双髋，嘱患者双手搂抱护士颈部，将头放在护士靠近轮椅侧的肩上。护士微后蹲，同时向前、向上拉老人，使老人完全站住。在患者站稳后，护士以足为轴旋转躯干，使患者转向轮椅，臀部正对轮椅正面，然后使患者慢慢弯腰，平稳坐至轮椅上。

由床转移到轮椅　→

（1）观察患者病情变化。
（2）穿刺部位情况。
（3）补液速度。
（4）导管情况。
（5）主动沟通。
（6）询问有无不适。

←　**观察**

协助老人坐于轮椅边，双足着地，躯干前倾，护士面向老人站立，用双膝夹紧老人双膝外侧以固定，双手拉住老人腰部皮带或扶托其双髋。嘱老人双手搂抱护士的颈部，并将头放在护士靠近床侧的肩上。护士微后蹲同时向前、向上拉老人，使老人完全离开轮椅并站住。在老人站稳后，护士以足为轴旋转躯干，使老人臀部正对床沿，平稳坐在床上。

由轮椅转移到床　→

（1）再次核对患者信息。
（2）妥善安置患者（轮椅转移到床）。
（3）监测生命体征。
（4）检查皮肤、导管情况。
（5）询问有无不适。

←　**转运后交接**

协助脱鞋脱衣，调整至舒适体位，固定好导管，盖好盖被，再次询问老人有无不适。

转运结束　→

记录观察内容

【注意事项】

（1）在床与轮椅之间转移患者时，照顾者必须站在患者的前方。

（2）安全移动的关键在于轮椅与床的角度正确，轮椅和床均要固定。

（3）如带有各种引流管，应妥善固定，防止管道脱落、受压、扭曲。

（4）推行时应随时观察病情，注意保暖。

（5）推行时下坡应减速，上坡或过门槛时，应翘起前轮，使患者头、背部后倾，并抓住扶手，以免发生意外，必要时加约束带。

（6）患者安全转运的评估内容：

① 神经系统评估重点是神志、肢体活动。

a. 清醒患者：通知即将进行的转运；评估患者的焦虑及疼痛程度；适当应用镇静、镇痛药物。

b. 烦躁以及不合作的患者：评估患者烦躁程度，根据医嘱适当给予镇静剂；评估患者肢体运动情况，适当给予约束。

c. 昏迷患者：评估神志、瞳孔、生命体征、肢体运动情况，及时发现颅内压增高；保持呼吸道通畅，头偏向一侧，观察有无舌后坠，备口咽通气管。

②　呼吸系统的评估：呼吸频率、节律、深度；脉氧饱和度；痰液情况；血气分析：pH值、氧分压、二氧化碳分压；给氧方法和途径。

a. 需要氧疗的患者：备氧气枕或氧气瓶。

b. 呼吸不规则、血氧饱和度不平稳的患者：行气管插管接便携式呼吸机转运；准备简易呼吸器接面罩。

c. 气管插管、气管切开的患者：妥善固定导管；吸净分泌物；评估自主呼吸情况，选择给氧方法。

d. 二氧化碳分压大于50毫米汞柱的患者：评估患者精神症状；持续低流量给氧。

③　循环系统的评估重点是心率、心律、血压。

a. 血压正常，心电监护显示心率正常——脉氧饱和度监测。

b. 心电监护提示心律失常：根据医嘱给药后观察心电图变化，心律控制后与医生协商后决定是否转运，如果必需转运：家属签字；医生随行；心电监护、注射泵、简易呼吸器接面罩等；备齐药物（西地兰、合贝爽、利多卡因等）。

c. 血压不平稳，使用血管活性药物维持者：家属签字；医生随访；心电监护持续监测血压变化；微量泵，备足血管活性药物，确保药物有效泵入。

（7）应经常检查轮椅，定时加润滑油，保持功能完好。

【并发症管理】

（一）跌倒或坠地

1. 临床表现

转运过程中，出现患者倒地或从转运工具上坠落的现象。跌倒或坠地会导致患者骨折、肌肉韧带损伤、脱臼、意识障碍、皮肤擦伤、出血、疼痛等。

2. 预防措施

（1）移动床、平车、轮椅等使用前应确保性能良好，患者上下平车、轮椅前先将车闸制动。

（2）告知患者操作目的、方法，指导患者如何配合。

（3）转运前正确评估患者意识状态、体重、病情与躯体活动能力及合作程度。

（4）选择合适的转运法，如两人法、三人法等。多人转运时，动作应协调统一。

（5）转运患者时尽量让患者靠近转运者，动作轻稳。

（6）转运途中应系好安全带。

（7）评估选择转运路线，避免坑洼不平路面。

（8）使用轮椅上下坡时，嘱患者手扶轮椅扶手，尽量靠后，勿向前倾或自行下车，以免跌倒。下坡时减慢速度，过门槛时应翘起前轮，使患者的头、背后倾，以防发生意外。

（9）转运途中，不可碰撞墙及门框，避免震动患者。

3. 处理措施

（1）患者跌倒或坠地后，应立即报告医生，协助评估患者意识、受伤部位与伤情、全身状况等。

（2）疑有骨折或肌肉、韧带损伤或脱臼的患者，根据跌伤的部位和伤情采取相应的转运方法，保护伤肢不要因搬动再受伤害；协助医生完成相关检查，密切观察病情变化，做好伤情及病情的记录。

（3）患者头部跌伤，出现意识障碍等严重情况时，迅速建立静脉通道、心电监护、氧气吸入等，并遵医嘱采取相应的急救措施，严密监测生命体征、意识状态的变化。

（4）皮肤擦伤者按对症处理。

（5）皮下血肿可进行局部冷敷。如出现皮肤破损，出血较多时先用无菌敷料压迫止血，再由医生酌情进行伤口清创缝合，遵医嘱注射破伤风抗毒素等。

（6）根据疼痛的部位协助患者采取舒适的体位，遵医嘱给予治疗或药物，并观察效果和副作用。

（7）做好患者及家属的安抚工作，消除其恐惧、紧张心理。

（二）擦伤

1. 临床表现

局部表皮刮擦或破损，出现小出血点、组织液渗出。

2. 预防措施

转运前告知患者操作目的、方法，取得配合；转运患者时动作轻柔，避免拖、拉、推等动作；使用轮椅时，将患者肢体的位置摆放好，避免手臂和手挂在轮椅车座两侧扶手外。

3. 处理措施

（1）皮肤擦伤后伤口予以清创处理，预防感染发生。

（2）每天用0.5%聚维酮碘轻涂局部4～6次，涂搽范围超过创面范围2厘米左右。

（3）患处不必包扎，注意保持创面干燥、清洁，不要沾水。

（三）管道脱出

1. 临床表现

转运过程中，身体各种管道脱出。管道脱出可导致出血、疼痛、引流液自置管处外溢、进入空气等，严重者可危及生命。

2. 预防措施

（1）所有管道必须做好标记，妥善固定，严密观察各种导管是否固定妥当、通畅等。

（2）严格遵守操作规程，转运前应认真检查导管接口处是否衔接牢固，做好导管保护，转运时动作轻柔。

（3）若患者躁动，应用约束带适当加以约束，以防转运中患者不配合导致导管脱落。

3. 处理措施

（1）导管脱出后，一般处理措施如下：

① 立即通知医生，协助患者保持合适体位，安慰患者，消除其紧张情绪。

② 脱管处伤口有出血、渗液或引流液流出时，对伤口予以消毒后用无菌敷料覆盖。

③ 检查脱出的导管是否完整，如有导管断裂在体内，须进一步处理。

④ 协助医生，采取必要的紧急措施，必要时立即予以重新置管。

⑤ 继续观察患者生命体征，并做好护理记录。

⑥ 发生导管接口处脱落，应立即将导管反折，对导管接口处两端彻底消毒后，再进行连接，并做妥善固定。

（2）根据导管的类别采取相应的措施：

管道类型	转运前	转运中	转运后	发生滑脱后的处理
胃管和胃肠造瘘	除特殊患者需持续胃肠减压外，转运前30分钟停止胃肠营养以防误吸夹闭	夹闭	根据医嘱夹闭或开放	应及时检查患者有无窒息表现，是否腹胀；如病情需要，遵医嘱重新置管

管道类型	转运前	转运中	转运后	发生滑脱后的处理
气管插管和气管套管	准备氧气瓶和简易呼吸囊，必要时带便携式呼吸机	接氧气瓶吸氧，简易呼吸器备用，必要时人工通气或机械通气	接氧气管导管内给氧或接呼吸机辅助通气	（1）打开气道，简易呼吸器经口鼻加压给氧，确保患者通气。 （2）立即用止血钳撑开气管切开处，确保呼吸道通畅，给予紧急处理
静脉管道	肝素盐水封管后夹闭，特殊情况维持静脉通道	夹闭或保持静脉通畅	夹闭或保持静脉通畅	（1）中心静脉置管应立即压迫穿刺点、防止空气栓塞或污染穿刺点；局部止血。 （2）PICC置管导管脱出时，评估穿刺部位是否有血肿及渗血，用无菌棉签压迫穿刺部位，直至完全止血；消毒穿刺点，用无菌敷贴覆盖；测量导管长度。观察导管有无损伤或断裂，如为体外部分断裂，可修复导管或拔管。如为体内部分断裂，立即报告医生并用止血带扎于上臂，制动患者，协助医生在X线透视下确定导管位置，以介入手术取出导管

管道类型	转运前	转运中	转运后	发生滑脱后的处理
动脉管道	一般需拔除,需要保留者肝素封管后夹闭,外周加固包扎	夹闭	连接监护仪测压	立即压迫局部止血、防止污染穿刺点
伤口引流管	搬动时夹闭、以防逆流	打开、保持通畅	搬动时夹闭,转运好后打开、保持通畅	(1)立即纱布覆盖。(2)"T"管脱落时,观察患者有无腹痛、腹胀、腹膜刺激征等情况,监测患者体温,告知患者暂禁食禁水
胸腔闭式引流管	搬动时两个血管钳交叉夹闭	打开、保持通畅	两个卵圆血管钳交叉夹闭,转运好后打开	引流管从胸腔滑脱,立即用手捏闭伤口处皮肤,协助患者保持半坐卧位,伤口消毒处理后用凡士林纱布封闭,协助医生做进一步处理
脑室引流管	搬动时夹闭、以防逆流	打开、保持通畅	搬动时夹闭,转运好后打开、保持通畅	协助患者保持平卧位,避免大幅度活动,不可自行将滑脱的导管送回;脱管处伤口有引流液流出时,立即用无菌纱布覆盖,通知医生做相应处理,取引流管尖端送细菌培养
导尿管	清空尿袋	夹闭	打开	导尿管脱落应观察患者有无尿道损伤征象,是否存在尿急、尿痛、血尿等现象;评估患者膀胱充盈度、是否能自行排尿

【老年人居家护理关键点】

（1）遵循安全原则、节力原则。

（2）评估老年人生命体征、活动能力、配合程度及病情等。

（3）评估转运工具是否性能良好、安全适用。

（4）评估转运环境是否安全、温度适宜。

（5）转运方法正确，从床到轮椅、转运途中、从轮椅回床，及时提供协助，确保转运安全。

（6）转运过程中，如遇坡道，应注意迎面上坡、背面下坡。

（7）转运过程中，应加强与老年人的沟通，及时听取老年人的主诉，发现病情变化，立即停止转运，及时就医。

（8）转运过程中，可适当应用保护性约束，避免跌落等意外发生。

（9）转运过程中，尤其应注意妥善固定各类导管，保持引流通畅。

（10）如转运距离较长，转运过程中应关注老年人的生理需求（如尿急如厕等），及时帮助解决。

【知识更新】

更新知识点	传统理念	新 理 念	循证依据
评估内容	评估患者情况	增加：评估转运环境、评估转运工具	张玲娟，张雅丽，皮红英.实用老年护理全书［M］.上海：上海科学技术出版社，2019
转运途中导管的护理	妥善固定，保持通畅	针对不同导管，提出相应的转运前、中、后护理要点，以及发生滑脱后的处理	黄金，李乐之.常用临床护理技术操作并发症的预防及处理［M］.北京：人民卫生出版社，2019

附录：平车转运法

是指通过运用平车将患者从一个空间转移至另一个空间，便于进行日常生活活动或外出检查治疗等，一般均需照顾者单人帮助或多人帮助进行。转运过程中患者是否安全、舒适是转运照护是否良好的主要衡量标准。

（一）适用范围

卧床患者。

（二）评估

1. 患者评估

（1）评估患者目前病情、体重、肢体活动情况。

（2）评估患者有无身体创伤、骨折固定及牵引、导管情况。

（3）评估患者的配合程度及当前体位。

2. 环境评估

（1）评估环境是否安全，房间温度是否适宜。

（2）评估平车性能是否良好，床档、平车固定装置是否完好。

（三）操作步骤

（1）关闭门窗，调节室温。

（2）移开床旁桌椅、松开盖被，安置患者身上的相关导管。

（3）挪动法：

① 嘱患者自行移至床边。

② 平车紧靠床边，固定脚轮。

③ 协助患者按上半身、臀部、下肢的顺序向平车挪动，且头部卧于大轮端。

④ 取舒适卧位。

（4）单人转运法：

① 推平车至床尾，使平车头端与床尾呈钝角，固定脚轮。

② 照顾者一手自患者腋下插入至对侧肩外侧，一手插至对侧大腿下，嘱患者双臂交叉依附于照顾者颈部。

③ 抱起患者、移步转向平车，放低前臂至患者于平车

上，协助其平卧。

（5）两人或三人转运术：

① 平车位置同单人转运，两人或三人站于床的同侧。

② 两人法：甲一手托住患者头颈部及肩，一手托住腰部；乙一手托住患者臀部，一手托住腘窝处。

③ 三人法：甲托住患者头、肩胛部；乙托住背、臀部；丙托住腘窝、小腿处。合力抬起患者，同时移步转向平车，使其平卧。

（6）四人转运术：

① 平车紧靠床边，固定脚轮。

② 松开患者身下的床单。

③ 甲站于床头托住患者的头及肩部；乙站于床尾托住两腿；另外两人分别站于平车及病床的两侧，抓住床单四角。

④ 一人喊口令，四人合力同时抬起患者，轻放于平车中央，取舒适卧位。

⑤ 转运完毕，盖好盖被，固定好导管，护送患者去目的地。

（四）平车转移注意事项

（1）搬运过程中，床和平车均应固定好，防止滑动。

（2）多人搬运时，一人下指令，注意同时抬起患者，放置平车上时动作要轻柔。

（3）搬运及转运过程中，注意保护患者隐私部位，注意保暖。

（4）如果患者带有引流管，搬运前需松开固定别针或夹子，搬运后检查各管道是否脱落、受压、扭曲并妥善固定。

（5）能够挪动身体的患者，自床上移至平车时，按照上半身、臀部、下肢的顺序；自平车移回床上时，顺序相反。

（6）推行时，推行者应站于患者头侧，便于观察患者面色、呼吸及脉搏等生命体征的变化；上下坡时，患者头部均应位于高处。

【参考资料】

［1］张玲娟，张雅丽，皮红英.实用老年护理全书［M］.上海：上海科学技术出版社，2019.

［2］黄金，李乐之.常用临床护理技术操作并发症的预防及处理［M］.北京：人民卫生出版社，2019.

［3］皮红英，张立力.中国老年医疗照护技能篇（日常生活和活动）［M］.北京：人民卫生出版社，2017.

十三
排便护理

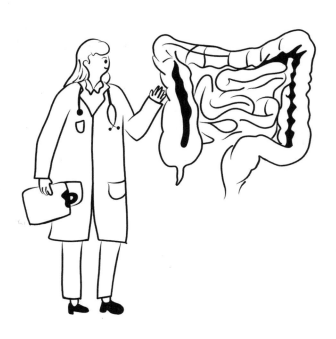

【概念】

对排便异常的患者进行的护理。目的是保持患者卫生，解除其不适感和预防并发症。排便异常的护理包括：① 便秘：表现为排便困难和（或）排便次数减少、粪便干硬。排便困难包括排便费力、排出困难、肛门直肠堵塞感、排便不尽感，排便费时及需手法辅助排便。排便次数减少是指每周排便少于3次。慢性便秘的病程应不小于6个月。② 腹泻：指肠蠕动增快，排便次数增多，粪便稀薄，甚至水样。表现为伴有肠痉挛、腹痛、恶心、呕吐、乏力、肠鸣音亢进等症状和体征。③ 失禁：是指肛门括约肌不受意识的控制而不自主地排便。

【护患沟通】

"王奶奶，您已经五天未解大便了，为了清除您肠道内的粪便，缓解您的腹胀情况，一会儿遵医嘱给您灌肠。灌肠是用一根细的管子从您的肛门插入到直肠，通过管子，灌入肥皂液。灌肠时可能有点不舒服，请您配合一下。您能让我看一下肛门周围的皮肤吗？您现在可以去解个小便，稍后请准备一些卫生纸在床边，我现在去准备一下用物。"

"王奶奶，您准备好了吗？我现在来帮您进行灌肠了，灌肠的时候您会有点腹胀的感觉，一会儿就好了，希望您忍耐一下，我的动作会尽力轻柔一些。"

"王奶奶，我现在开始给您灌肠了，请您放松，深呼吸，有没有什么不舒服？您有没有觉得肚子胀胀的？再坚持一下，马上就好了。"

"王奶奶，现在帮您灌好肠了，您需要等约5～10分钟以后再排便，您需要我协助您排便吗？呼叫器放在您的床边，如果您有需要或者感到不舒服，请及时叫我，我也会经常来看您的。谢谢您的配合。"

【操作规范】

（一）工作目标

遵医嘱准确、安全地为患者实施不同治疗需要的排便护理。协助便秘患者清洁肠道、解除便秘及肠胀气；协助腹泻及大便失禁患者保持局部皮肤清洁干燥，使患者舒适。

（二）工作规范

（1）遵循标准预防、消毒隔离、安全的原则。

（2）评估患者的年龄、意识、情绪、病情及配合程度等，了解患者便秘、腹泻或失禁的原因。

（3）便秘患者的护理：

① 腹部按摩法促进肠蠕动：患者取平卧位，屈膝，放松腹肌。然后搓热手掌心，将搓热的手掌放在腹部上方，顺

时针按摩30次左右，以助排便（沿升结肠、横结肠、降结肠、乙状结肠方向，自右下腹向上至右上腹，再横行至左上腹，然后再向下至左下腹，沿耻骨上回至右下腹，环形按摩腹部）。每天早晚各按摩一次，每次5～10分钟，按摩时动作轻柔，不可用力过猛。

② 开塞露通便治疗：患者取左侧卧位并弯曲双膝，臀部靠近床边，臀下垫一次性尿垫或卫生纸。先将容器瓶盖取下，操作者左手分开患者的臀部，右手持开塞露塑料壳球部，挤出少量液体润滑管口及肛门口，再将开塞露细管缓慢插入肛门，嘱患者深呼吸，用力挤压开塞露球部，将药液全部挤入后拔出，同时左手取卫生纸按压肛门，嘱患者继续保持左侧卧位5～10分钟，以充分软化粪便，再行排便。如有便意，可指导其深呼吸，提肛（收紧肛门）。成人一般使用20～40毫升，儿童10～20毫升。

③ 遵医嘱给予灌肠。

a. 告知患者及家属灌肠的目的及注意事项，指导患者配合。

b. 核对医嘱，做好准备，保证灌肠溶液的浓度、剂量、温度适宜。

c. 协助患者取仰卧位或左侧卧位，注意保暖，保护患者隐私。阿米巴痢疾患者取右侧卧位。

d. 按照要求置入肛管，置入合适长度后固定肛管，使灌肠溶液缓慢流入并观察患者反应。

e. 灌肠过程中，患者有便意，指导患者做深呼吸，同时适当调低灌肠筒的高度，减慢流速；患者如有心慌、气促等不适症状，应立即平卧，避免发生意外。

f. 灌肠完毕，嘱患者平卧，根据灌肠目的保持适当时间。进行降温灌肠时，灌肠后保留30分钟后再排便，排便后30分钟复测体温；清洁灌肠应反复多次，首先用肥皂水，再用生理盐水，直至排出液澄清、无粪便为止。

g. 操作结束后，做好肛周清洁，整理床单位。

（4）腹泻患者的护理。

① 去除病因：如停止被污染的食物，遵医嘱给予抗生素治疗。

② 卧床休息：减少肠蠕动，为不能自理的患者及时送便器。

③ 调整饮食：鼓励患者多饮水，酌情给患者低脂少渣、清淡的流质或半流质饮食；严重腹泻患者要暂时禁食。

④ 防止水、电解质紊乱：遵医嘱给患者止泻剂、抗感染药物、口服补液盐或静脉输液等。

⑤ 保护肛周皮肤：每次便后用软纸轻擦，温水清洗，在肛门周围涂油膏。

⑥ 观察记录：观察并记录排便的性质、次数等，疑为传染病时按肠道隔离原则护理。

（5）大便失禁患者的护理。

① 评估患者的失禁情况，准备相应的物品。

② 护理过程中，与患者沟通，清洁到位，注意保暖，保护患者隐私。

③ 患者发生大便失禁，床上应铺橡胶（或塑料）单或一次性尿布，每次便后用温水洗净肛门周围及臀部皮肤，保持患者皮肤干燥。

④ 必要时，肛门周围涂抹软膏以保护皮肤，避免破损感染。

⑤ 帮助患者重建排便的能力，鼓励其尽量自己排便，协助患者逐步恢复肛门括约肌的控制能力。

⑥ 观察排出大便的量、颜色、性质及排便次数，并做好记录。

（6）肠造口患者排便护理（详见肠造口护理章节）。

（三）结果标准

（1）患者/家属能够知晓护士告知的目的及注意事项，能够理解并愿意配合，对服务满意。

（2）护士操作过程规范、准确、动作轻柔，患者配合。

（3）达到各种排便护理措施的效果，无并发症发生。

【灌肠护理操作流程】

（1）服装整洁。
（2）仪表符合要求。 ◄— **素质要求**
（3）态度和蔼和亲。

（1）评估患者全身情况：年
龄、意识、情绪、病情
及配合程度等。 ◄— **评估**
（2）评估患者肛周皮肤：完整
性，有无痔疮、肛裂等。

（1）洗手，戴口罩。
（2）用物准备及检查：治疗
车上层：治疗盘、一次
性灌肠袋（内有手套、
纸巾、治疗巾、肥皂液）、
石蜡油、1 000毫升量杯、
5毫升空针、水温计、
弯盘2个、医嘱本（根
据医嘱另备溶液配制所
需用物）；治疗车下层：
尿布、便器、便器巾。配
制溶液（用注射器抽吸
1～2毫升软皂液+1 000
毫升水，配置成0.1%～
0.2%的浓度），测试温
度（39～41摄氏度）。

操作前准备►

（1）关门窗、围屏风。
（2）嘱排尿。
（3）协助患者取左侧卧位：
双腿屈曲，垫尿垫，脱 ◄— **患者准备**
裤至膝部，移臀至床边
（注意保暖），一次性灌
肠袋内取治疗巾、垫巾，
弯盘移至近肛门处。

取输液架，调整高度
（液面距肛门40～60厘米），
整理灌肠袋内用物，取灌肠
袋，关开关，整理导管，灌
肠袋挂输液架，倒溶液于灌
肠袋内，左手戴手套，石蜡
油倒于纸巾上，润滑肛管，
排气、夹管。

准备灌肠液►

（1）左手分开臀裂、露出肛
门、嘱患者深呼吸，肛
管插入肛门7～10厘米， ◄— **灌肠**
固定肛管，松开关。
（2）观察液面下降情况，观
察患者反应。

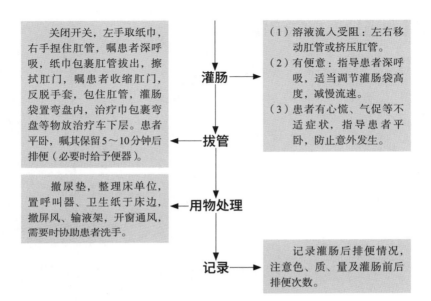

【注意事项】

（1）使用开塞露时应注意：药品开启时如果管口不平滑，可能擦伤肛门或直肠，因此，请在用药时注意管口的光滑整齐。可以让少量药液流出，润滑管口后再使用。对开塞露过敏者，肠道穿孔患者，恶心、呕吐、剧烈腹痛者，痔疮伴出血者禁用。如果自行使用开塞露效果不佳或出现疼痛、出血等不适，要及时到医院就诊，以免加重病情。

（2）使用便盆时注意：应协助患者抬高臀部，不可硬塞、硬拉，必要时在便盆边缘垫以软纸、布垫或撒滑石粉，防止擦伤皮肤。

（3）遵医嘱灌肠的患者应注意以下事项：

① 妊娠、急腹症、严重心血管疾病等患者禁忌进行大量不保留灌肠。

② 伤寒患者灌肠液量不得超过500毫升，压力要低（液面不得超过肛门30厘米）。

③ 肝昏迷患者禁用肥皂水灌肠，充血性心力衰竭和水钠潴留患者禁用0.9%氯化钠溶液灌肠。

④ 对患者进行降温灌肠，灌肠后保留30分钟后再排便，排便后30分钟测体温。

⑤ 老年患者采取低压力、慢流速、低液量的灌肠法。

⑥ 正确配制灌肠液，准确掌握灌肠溶液的温度、浓度、流速、压力和溶液的量。

⑦ 灌肠过程中随时观察患者的病情变化，如发现脉速快、面色苍白、出冷汗、心慌气促、剧烈腹痛，应立即停止灌肠，及时与医生联系，采取急救措施。

【并发症管理】

（一）肠道黏膜损伤

1. 临床表现

肛门疼痛，排便时加剧，伴局部压痛；损伤严重时可见肛门外出血或粪便带血丝，甚至排便困难。

2. 预防措施

（1）全面评估患者身心状况、有无禁忌证。

（2）做好宣教工作，加强心理疏导，解除患者的思想顾虑及恐惧心理。

（3）选择粗细合适、质地软的肛管。

（4）插管前常规用液状石蜡油润滑肛管前端，以减少插管时的摩擦力；操作时顺应肠道解剖结构；手法轻柔，进入要缓慢，忌强行插入，不要来回抽插及反复插管。

（5）插入深度要适宜，不要过深，成人插入深度为7～10厘米。

3. 处理措施

（1）患者肛门疼痛时，应暂停灌肠。

（2）疼痛轻者，嘱患者全身放松，帮助其分散注意力，减轻疼痛。

（3）疼痛剧烈者，应立即报告医生，对症处理。一旦发生肠出血，应根据患者病情应用止血药物或局部治疗。

（二）肠道出血

1. 临床表现

肛门滴血或排便带有血丝、血凝块。

2. 预防措施

（1）选择质地适中、大小、粗细合适的肛管。

（2）插管前必须用石蜡油润滑肛管，插管动作要轻柔，忌暴力，避免重复插管。

（3）遇有阻力时，可稍移动肛管或让患者变动一下体位。

3. 处理措施

（1）患者一旦出现脉搏快、面色苍白、大汗、剧烈腹痛、心慌气促，可能发生了肠道剧烈痉挛或出血，应立即停止灌肠并嘱患者平卧，同时报告医生。

（2）建立静脉输液通道，根据患者病情，遵照医嘱应用相应的止血药物或局部治疗。

（三）肠穿孔、肠破裂

1. 临床表现

灌肠过程中患者突然觉得腹胀、腹痛，查体腹部有压痛或反跳痛。腹部B超可发现腹腔积液。

2. 预防措施

（1）选用质地适中，大小、粗细合适的肛管，插管时动作轻柔。

（2）遇有阻力时，可稍移动肛管或嘱患者变动一下体位。

（3）保持一定灌注压力和速度，灌肠袋内液面高于肛门40～60厘米，速度适中。

（4）成人每次灌注量为500～1 000毫升，溶液温度一般为39～41摄氏度。

（5）伤寒患者灌肠时，灌肠袋内液面不得高于肛门30厘米，液体量不得超过500毫升。

（6）急腹症、消化道出血、妊娠、严重心血管疾病等患者禁忌灌肠。

3. 处理措施

（1）一旦患者发生肠穿孔、肠破裂，立即停止灌肠并使患者平卧，同时报告医生，进行抢救。

（2）立即建立静脉通道，积极完善术前准备，尽早手术。

（3）给予患者吸氧、心电监护，严密观察患者的生命体征。

（四）水中毒、电解质紊乱

1. 临床表现

（1）水中毒者早期表现为烦躁不安，继而嗜睡、抽搐、昏迷，查体可见球结膜水肿。

（2）脱水患者诉口渴，查体皮肤干燥、心动过速、血压下降、尿量减少、尿色加深。

（3）低钾血症者软弱无力、腹胀、肠鸣音减弱、腱反射迟钝或消失，可出现心律失常，心电图可见ST-T改变和出现U波。

2. 预防措施

（1）全面评估患者的身心状况，对有心、肾疾病的患者及老年患者应尤其注意。

（2）清洁灌肠前，嘱患者合理有效地饮食（肠道准备前3～5天进无渣流质饮食），解释饮食对灌肠的重要性，嘱患者配合，为顺利做好肠道准备打好基础。

（3）清洁灌肠时禁用一种液体如清水或盐水反复多次灌洗。

（4）灌肠时可采用膝胸体位，便于吸收，以减少灌肠次数。

（5）肝性脑病患者禁用肥皂液灌肠，充血性心力衰竭和水钠潴留患者禁用生理盐水灌肠。

3. 处理措施

（1）腹泻者可给予止泻剂、口服补液或静脉输液。低钾、低钠血症可予口服或静脉补充。

（2）一旦发生水中毒、电解质紊乱，应立即停止灌肠并使患者平卧，同时报告医生，进行抢救。

（3）立即建立两路静脉通道，为患者输注林格氏液体及4%氯化钠注射液，以补充电解质；运用甘露醇、呋塞米（速尿）以减轻脑水肿。

（4）给予镇静剂，以减少患者抽搐。

（5）给予胃肠减压，以减轻患者腹胀。

（6）给予吸氧、心电监护，严密观察患者生命体征的变化。

（7）密切观察尿量和尿比重。

（8）向患者解释和安慰患者家属，保持镇静。

（五）虚脱

1. 临床表现

患者突感恶心、头晕、面色苍白、全身出冷汗，甚至晕厥。

2. 预防措施

（1）灌肠液温度应稍高于体温（39～41摄氏度），不可过高或过低（高热需灌肠降温者除外）。

（2）根据患者的身体状况、耐受力调节灌肠速度。

3. 处理措施

一旦发生虚脱，立即停止灌肠并协助患者平卧、保暖，一般休息片刻后可缓解或恢复正常；如与饥饿有关，患者清醒后给予糖水等；如患者休息片刻后未缓解，给予吸氧，必要时静脉注射葡萄糖等，症状可逐渐缓解。

（六）肠道感染

1. 临床表现

腹痛，大便次数增多，大便的量、颜色、形状有所改变。

2. 预防措施

（1）灌肠时做到一人一液一管，一次性使用，不得交叉使用和重复使用。

（2）尽量避免多次、重复插管，大便失禁时注意肛门会阴部位的护理。

（3）肠造瘘口的患者需肠道准备时，可用16号的一次性双腔气囊导尿管做肛管使用，插入7～10厘米，注气15～20毫升，回拉有阻力后注入灌肠液，以避免肠道及造瘘口部位感染。此法也适用于人工肛门的灌肠。

（4）可采用口服药物进行术前肠道准备，避免清洁灌肠反复多次插管导致的交叉感染，如20%甘露醇加庆大霉素4万单位及甲硝唑0.2克，每天3次；术前晚、术日早餐禁食；术前1天下午4时口服20%甘露醇500～1 000毫升+生理盐水500～1 000毫升，术前1小时静脉注射0.2%甲硝唑250毫升。

3. 处理措施

（1）根据大便化验结果和致病微生物情况，选择合适的抗菌药物。

（2）观察大便的量、颜色、性状等的变化并记录。

（七）失禁性皮炎

1. 临床表现

肛周皮肤破溃、红肿。

2. 预防措施

患者大便后肛周及时洗净擦干，保持患者肛周局部清洁、干燥。

3. 处理措施

（1）皮肤破溃时可用特定电磁波（TDP）烤灯照射治疗，每天2次，每次15～20分钟。

（2）以外科无菌换药法处理伤口。

【老年人居家护理关键点】

（1）加强对居家老年人排便情况的评估，并落实相关照护：

① 评估居家老年人完成排便活动的能力，协助失能者床上排便。

② 评估居家老年人床上活动的能力，协助半失能者在床边或卫生间排便。

③ 评估居家老年人便秘、腹泻或失禁的情况及影响因素。

④ 加强对居家老年人排便过程的评估，及时发现病情变化。

（2）老年人如厕环境的要求：

① 经常保持清洁，注意换气、除臭处理。

② 冬天可使用小型加热器或加温马桶保温，以防老年人着凉。

③ 根据老年人身体状况安装扶手。

④ 将卫生纸放于易于取放的地方。

⑤ 使用轮椅时，轮椅和马桶高度要一致。

⑥ 如蹲坑，可在上方放置椅子或改为坐便器。身体瘦弱的老年人可使用儿童坐便器。

⑦ 卫生间宜采用外开拉门，以保证老年人安全。

（3）协助老年人排便时需注意以下方面：

① 蹲起动作要慢，以免突然站起引起大脑的短暂性供血不足。

② 排便不要太用力，以免腹压、血压升高，增加心脏负担。

③ 厕所门不要紧锁，以免老年人发生意外时其他人不能及时进入厕所。

④ 协助老年人采用有助于排便的体位。除非有特别禁忌，最好采取坐姿或抬高床头，利用重力作用增加腹内压促进排便。病情允许时，尽量让老年人下床上厕所排便。

（4）排便时用手沿结肠解剖位置自右向左环形按摩，可促使降结肠的内容物向下移动，并可增加腹内压，促进排便。指端轻压肛门后端也可促进排便。

（5）应根据老年人的特点及病情，遵医嘱合理使用缓泻剂，应选择作用缓和的泻剂，慢性便秘者可选用蓖麻油、番泻叶、大黄等接触性泻剂。缓泻剂不能滥用。

（6）指导老年人及其家属使用坐便器的技巧：

① 移动困难者在使用坐便器时必须要有助力扶手。

② 坐便器应与马桶同高，最低32厘米，最高45厘米。要根据不同情况，调整到相应的高度。

③ 为方便老年人从床上或轮椅上移动到坐便器上，应使坐便器与整个坐面在同一平面。

④ 天气寒冷时，可在坐便器上加坐垫，以避免局部冰凉引起不适。

⑤ 坐便器使用后应及时清洗、擦拭，保持清洁备用。

（7）指导老年人及其家属居家灌肠的技巧：

① 保证灌肠溶液的浓度、剂量、温度适宜。

② 协助患者取仰卧位或左侧卧位，注意保暖。

③ 插入深度要适宜，不宜过深，成人插入深度为7～10厘米。

④ 灌肠过程中随时观察老年人反应，如有不适，应立即停止灌肠。

⑤ 灌肠完毕，嘱患者平卧，保持适当时间再排便并观察大便性状。

（8）腹泻患者应注意饮食卫生，了解腹泻原因及如何防治，养成良好习惯。

（9）大便失禁的老年人应加强排便训练：根据老年人的

排便规律，可以尝试在固定的时间进行排便，有助于改善肛门感觉和肠道功能。鼓励老年人进行肛门括约肌及盆底部肌肉收缩训练：站、坐、行均可进行，吸气时意念用力使肛门收缩，呼气时放松，每次练习20～30分钟，晚睡前或起床前坚持训练疗效会更佳。

（10）指导老年人遵循健康的生活方式：避免油脂食品、辛辣食品。同时，也需要保持充足的水分摄入，以帮助消化和预防便秘。适当的身体锻炼，如散步等，有助于增强肠道肌肉功能，改善肠道蠕动，有利于预防和治疗大便失禁。及时清除皮肤上的粪便，使老年人感觉清爽和舒适。每次清洁都应使用软毛巾及温水，轻轻蘸洗肛周及臀部皮肤，动作轻柔，不宜反复来回擦拭。

【知识更新】

更新知识点	传统理念	新 理 念	循证依据
居家评估内容	评估患者的年龄、意识、情绪、病情等，了解患者便秘、腹泻或失禁的原因	增加：评估居家老年人完成排便活动的能力；评估居家老年人床上活动的能力	张玲娟，张雅丽，皮红英.实用老年护理全书［M］.上海：上海科学技术出版社，2019
肠造口护理知识更新	详见肠造口护理章节	详见肠造口护理章节	详见肠造口护理章节

【参考资料】

［1］张玲娟，张雅丽，皮红英.实用老年护理全书［M］.上海：上海科学技术出版社，2019.

［2］金晓燕.老年生活照护［M］.北京：中央广播电视大学出版社，2016.

［3］吴欣娟.临床护理技术操作并发症与应急处理（第二版）［M］.北京：人民卫生出版社，2016.

十四

排尿护理

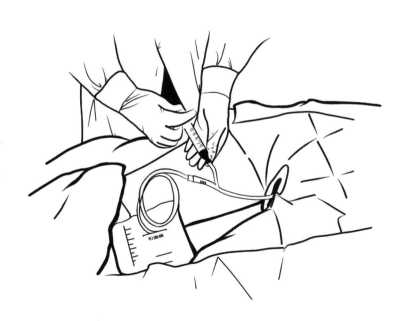

【概念】

排尿护理主要是解决并预防各种原因引起的排尿异常，如尿潴留、尿失禁等。

【护患沟通】

（一）留置导尿护患沟通

"王奶奶，您好，因为您现在存在一个尿失禁的状态，短时间里无法立刻明显改善，考虑到可能出现的相关并发症，如皮肤破损及泌尿系统感染等，现在遵医嘱为你做留置导尿，就是用一根管子把你的尿液放出来，管子会暂时留在你身上，随后我们会帮你做一些相关功能恢复，尽早帮您拔除导尿管。"

"王奶奶，等下操作前，我要先替您做下身的清洁及消毒工作，插管过程中，我们会有润滑剂进行润滑，到时您听我指挥放松配合，很快就好了。"

"王奶奶，由于病情和治疗的需要，这根导尿管将要保留一段时间，您在翻身和起床活动时要当心尿管意外滑脱，尿液超过集尿袋2/3时应及时放空集尿袋。您有任何不适请及时告诉我。"

（二）盆底肌训练护患沟通

"王奶奶，您好，为了尽快改善您的尿失禁症状，帮您恢复正常排尿功能，稍后我会和您一起做一个盆底肌的训练，就像做操一样，没有不适，如果您累了可以随时休息。我相信在不久的将来，您一定可以恢复正常的排尿功能。"

【操作规范】

（一）工作目标

遵医嘱为各种原因不能正常排尿的患者解决排尿问题，预防尿路感染，保持局部清洁干燥，使患者舒适。同时，促进排尿功能的锻炼与恢复。

（二）工作规范

（1）遵循查对制度，符合无菌技术、标准预防原则。

（2）告知患者/家属协助排尿的目的、注意事项，取得患者的配合。

（3）评估患者病情、意识状态、合作程度，必要时可行辅助检查。

（4）配合医生进行膀胱安全容量与压力测定：

① 简易膀胱安全容量与压力测定方法：

a. 由于医疗机构设备条件的限制或患者病情不允许等原因，尿流动力学检查无法进行时，可通过简易膀胱容量和压力测定，初步评估膀胱储尿期与排尿期逼尿肌和括约肌的运动功能及膀胱感觉功能，获得逼尿肌活动性和顺应性膀胱内压力变化安全容量等信息，以指导膀胱训练及治疗。正常人的膀胱容量为300～500毫升，膀胱充盈时内压力为10～15厘米水柱，当膀胱内压力经常大于40厘米水柱时，发生肾积水和输尿管反流的风险仪器提高。在安全压力下的膀胱容量就是安全容量。

b. 用物准备：可调式输液架1个，测压标尺1个，三通管1枚，测压管1根（可用一次性吸氧管），输液器1副，500毫升生理盐水1瓶，量杯、无菌导尿包1个，14号的无菌导尿管1根。

c. 方法：将测压管垂直固定于测压标尺旁，将检测标尺挂在输液架上→将500毫升的生理盐水瓶加温至35～37摄氏度→插上输液管排气后并悬挂在输液架上→将三通管分别与输注生理盐水的输液管和测压管的下端相连接→嘱患者排空膀胱取仰卧或坐位→插入无菌导尿管排空膀胱内的尿液，记录导尿量（残余尿量）→固定导尿管→将导尿管的开口与三通管另一端相连，确认各导管连接通畅→调节输液架使测压点的零点与患者的耻骨联合在同一水平面上→打开输液器调节器以20～30毫升/分钟的速度向膀胱内灌入生理盐水→观察测压管中的水波水柱波动→记录容量改变，对应的压力改变，当测压管中的水柱升至40厘米水柱时或导尿道口有漏尿时，停止测定，撤除测定装置，引流排空膀胱，记录引流量（即膀胱安全容量）并进行分析。

② 膀胱尿压容量评定仪测定：

a. 操作准备：

● 全面评估患者的情况，了解患者的一般状态、病情、心理状态和知识水平等。

● 向患者/家属解释膀胱容量和压力测定的目的及操作过程。

● 嘱患者测压前2～3小时禁食禁水，以免测压过程产生大量尿液。

● 按要求准备用膀胱容量压力测定仪，连接管、500毫升的生理盐水1瓶、尿袋、带有刻度的量杯（或有刻度的尿壶）、治疗车、无菌导尿包1个、14号的无菌导尿管1根。

b. 操作要点：

● 插入导尿管导尿：完全排空膀胱，导尿后留置导尿管；排空膀胱后将尿管再插入1～2厘米，尿管前端完全在膀胱内。治疗碗放置尿道口，防止测压过程流出的尿液污染床单位。

● 启动测压系统：在患者排尿过程中启动测压系统，连接测压管道并通气。

● 开始测压：观察患者尿量并记录，将尿管与测压管连接，打开开关，再次确认管道顺畅，在测压过程中尽量避免触碰管道。嘱患者深呼吸，校零，开始测压。

- 整理用物，记录结果。

③ 残余尿量评定仪测定。

a. 操作准备：

- 全面评估患者情况，了解患者的一般状态、病情、心理状态和知识水平等。

- 向患者/家属解释膀胱残余尿测定的目的及操作过程。

- 患者测量前4小时饮水300～400毫升，4小时内患者自行排尿后立即测量残余尿。

- 按要求准备用物：膀胱残余尿测定仪、耦合剂、擦手纸、记录单。

b. 操作要点：

- 核对手腕带，抬高床头30度～45度。

- 暴露下腹部（耻骨联合上两横指），涂耦合剂。

- 将膀胱残余尿测定仪探头轻压膀胱区进行测量，得出数值。

- 擦净皮肤，整理床单位，记录结果。

④ 排尿后，膀胱内残存的尿量称为残余尿量，正常女性残余尿量不超过50毫升，正常男性残余尿量不超过20毫升。残余尿量大于100毫升，需要用导尿等方法排尿，常用膀胱残余尿量测定方法有导尿法和B超法。

（5）尿潴留护理技术规范：

① 患者根据病情，选择合适的导尿方法。

a. 间歇导尿术。

● 目的：

间歇导尿可使膀胱规律性充盈，防止膀胱过度充盈。

规律排出残余尿量，减少泌尿系统和生殖系统感染，使膀胱间歇性扩张，有利于保持膀胱容量和恢复膀胱的收缩功能。

● 适应证：

神经系统功能障碍，如脊髓损伤、多发性硬化、脊柱肿瘤等导致的排尿问题；

非神经源性膀胱功能障碍，如前列腺增生、产后尿潴留等导致的排尿问题；

膀胱内梗阻导致排尿不完全；

使用于下列检查：获取尿液检测的标本，精确测量尿量，用于经阴道或腹部的盆腔超声检查前充盈膀胱，用于尿流动力学检测。

● 禁忌证：

不能自行导尿，且照顾者不能协助导尿的患者；

缺乏认知导致不能配合或不能按计划导尿的患者；

尿道解剖异常，如尿道狭窄、尿路梗阻和膀胱颈梗阻；

完全或部分尿道损伤和尿道肿瘤；

膀胱容量小于200毫升；

尿路感染；

严重的尿失禁；

每天摄入大量液体无法控制者；

经过治疗，仍有膀胱自主神经异常反射者；

下列情况慎用间歇导尿术：前列腺、膀胱颈或尿道手术后装有尿道支架或人工假体等。

b. 留置导尿术。

● 目的：

抢救危重患者时，准确记录尿量测量尿比重，密切观察病情变化；

在盆腔脏器手术中保持膀胱排空，避免手术中误伤；

某些泌尿系统疾病术后留置导尿，便于引流和冲洗，减轻手术切口的张力，有利于切口愈合；

为尿失禁或会阴部有伤口的患者引流尿液，保持会阴部清洁干燥；

为尿失禁患者进行膀胱功能训练。

● 适应证：

重症和病情不稳定不能排空膀胱的患者；

无法进行其他膀胱管理方法的患者；

需要摄入大量液体的患者；

认知功能障碍的患者；

治疗后膀胱内压仍然不能有效降低的患者；

浸润性膀胱癌的患者；

上尿路受损或膀胱输尿管反流的患者；

应用间歇导尿过程中出现尿路感染，暂时未控制的患者。

● 禁忌证：

怀疑尿道损伤，特别是盆骨创伤，尿道口及会阴部出血阴囊血肿等；

膀胱容量小，经过治疗仍有强烈的不规律收缩。

② 导尿技术规范：

a. 告知患者/家属留置尿管的目的、注意事项，取得患者的配合。

b. 评估患者的年龄、性别、病情、导尿目的、合作程度、膀胱充盈度、局部皮肤等。根据评估结果，选择合适的导尿管。

c. 导尿过程中严格遵循无菌技术操作原则，避免污染，保护患者隐私。

d. 为男性患者插尿管时，遇有阻力，特别是尿管经尿道内口、膜部、尿道外口的狭窄部、耻骨联合下方和前下方处的弯曲部时，嘱患者缓慢深呼吸，慢慢插入尿管。

e. 插入尿管后注入10～15毫升无菌生理盐水，轻拉尿管证实固定稳妥。

f. 完善尿管标识，注明留置时间。

（6）尿失禁护理技术规范：

① 评估患者尿失禁的情况，准备相应的物品。

② 压力性尿失禁临床症状主观分度法，详见下列表格。

严重程度	临 床 表 现
轻　度	尿失禁发生在咳嗽、喷嚏时，不需使用尿垫
中　度	尿失禁发生在跑跳、快步行走等日常活动时，需要使用尿垫
重　度	轻微活动、平卧体位改变时发生尿失禁

③ 护理过程中，与患者沟通，清洁到位，注意保暖，保护患者隐私。

④ 根据病情，遵医嘱采取相应的保护措施，如给予留置尿管，对男性患者可以采用尿套技术等。

⑤ 压力性尿失禁的患者，应根据尿失禁的程度落实相应的护理措施。

（三）结果标准

（1）患者/家属能够知晓护士的告知事项，对服务满意。

（2）操作规范、安全，未给患者造成不必要的损伤。

（3）尿管与尿袋连接紧密，引流通畅，固定稳妥。

（4）患者皮肤清洁，感觉舒适。

【留置导尿护理操作流程】

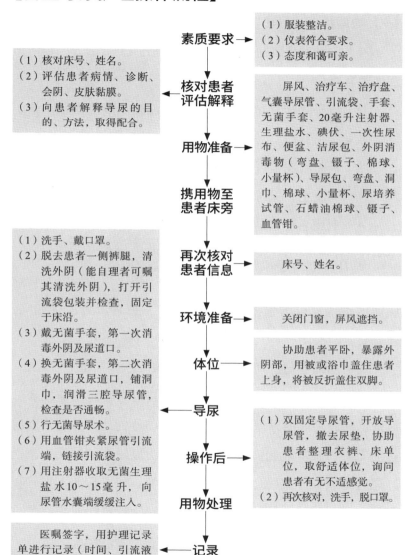

素质要求 →
（1）服装整洁。
（2）仪表符合要求。
（3）态度和蔼可亲。

（1）核对床号、姓名。
（2）评估患者病情、诊断、会阴、皮肤黏膜。
（3）向患者解释导尿的目的、方法，取得配合。
← 核对患者评估解释

用物准备 →
　　屏风、治疗车、治疗盘、气囊导尿管、引流袋、手套、无菌手套、20毫升注射器、生理盐水、碘伏、一次性尿布、便盆、洁尿包、外阴消毒物（弯盘、镊子、棉球、小量杯）、导尿包、弯盘、洞巾、棉球、小量杯、尿培养试管、石蜡油棉球、镊子、血管钳。

携用物至患者床旁

再次核对患者信息 →
床号、姓名。

（1）洗手、戴口罩。
（2）脱去患者一侧裤腿，清洗外阴（能自理者可嘱其清洗外阴），打开引流袋包装并检查，固定于床沿。
（3）戴无菌手套，第一次消毒外阴及尿道口。
（4）换无菌手套，第二次消毒外阴及尿道口，铺洞巾，润滑三腔导尿管，检查是否通畅。
（5）行无菌导尿术。
（6）用血管钳夹紧尿管引流端，链接引流袋。
（7）用注射器收取无菌生理盐水10～15毫升，向尿管水囊端缓缓注入。

环境准备 →
关闭门窗，屏风遮挡。

体位 →
　　协助患者平卧，暴露外阴部，用被或浴巾盖住患者上身，将被反折盖住双脚。

← 导尿

操作后 →
（1）双固定导尿管，开放导尿管，撤去尿垫，协助患者整理衣裤、床单位，取舒适体位，询问患者有无不适感觉。
（2）再次核对，洗手，脱口罩。

用物处理

　　医嘱签字，用护理记录单进行记录（时间、引流液色质量等）。
← 记录

【注意事项】

（一）导尿护理注意事项

（1）尿潴留患者一次导出尿量不超过 1 000 毫升，以防出现虚脱和血尿。

（2）指导患者在留置尿管期间保证充足液体入量，预防发生感染和结石。

（3）嘱患者在留置尿管期间防止尿管打折、弯曲、受压、脱出等情况发生，保持通畅。

（4）嘱患者保持尿袋高度低于耻骨联合水平，防止逆行感染。

（5）指导长期留置尿管的患者进行膀胱功能训练及骨盆底肌的锻炼，以增强控制排尿的能力。患者留置尿管期间，尿管要定时夹闭。

（6）加强会阴护理，每天必须用聚维酮碘消毒 1～2 次。

（7）必要时遵医嘱夹管训练，尤其是有膀胱功能或者针对锻炼膀胱功能的导尿，一般夹管 2～3 小时之后如患者膀胱过度充盈、腹部隆起，或者患者有很明显尿意的情况，就松开尿管排尿，排完尿之后也必须要夹管。如果长期不夹管很容易会导致膀胱功能的丧失，或者出现膀胱萎缩而导致严重的后果。

（8）病情危重，应准确记录24小时出入量，如有异常及时汇报医生。

（二）失禁护理注意事项

（1）及时清理大小便，勤翻身，保证会阴部皮肤的干燥清洁，避免使用纸尿裤包裹，可以选择使用一些酸性的洗涤剂，避免使用肥皂等碱性物质刺激，也不要用力擦洗。

（2）尽量避免皮肤长期接触一些刺激性物质，可以使用一些保湿剂，如甘油等，锁住角质层的水分，促进皮肤的修复。

（3）除了针对失禁的病因进行治疗外，还需要指导失禁者进行排尿训练，促进膀胱功能及盆底肌肉的恢复。

（4）如果局部出现红斑、水疱或皮肤糜烂性改变，遵医嘱使用一些具有止痒、抗过敏、抗感染的药物治疗。

【并发症管理】

（一）感染

1. 临床表现

最典型的临床表现，就是尿频、尿急、尿痛。尿频可能几分钟就会有一次，排尿时有刺痛感；很多人排完尿后，马上又想排尿，这就是尿急。上尿路感染，可能会有腰部疼痛、恶心呕吐、畏寒、高热等。下尿路感染，可能会有血尿、脓尿等。出现尿路感染，首先应该化验尿常规、多喝水、多排尿，及时清洗会阴部。

2. 预防措施

（1）实行导尿术时严格无菌技术。

（2）鼓励患者多饮水，自然冲洗尿路。

（3）保持引流通畅，避免导尿管受压、扭曲、堵塞。

（4）避免误入阴道。

（5）集尿袋不能超过膀胱高度，防止尿液反流。

3. 处理措施

（1）遵医嘱给予抗菌素治疗。

（2）嘱患者每天摄取足够的水分，使每日尿量维持在2 000毫升以上。

（3）保持尿道口清洁，做好会阴部护理。

（二）虚脱及血尿

1. 临床表现

（1）虚脱有以下几种比较突出的表现：

① 面色苍白，发生虚脱时，人体的循环系统会发生障碍，血液循环不畅，表现在面部会有面色苍白、无血色的情况。

② 嘴唇发紫，由于血液循环不畅，氧气供应不足，人体缺乏氧气供应，就会出现嘴唇紫绀的症状。

③ 心慌，由于血液供应不足心脏会剧烈收缩，引起心慌

症状。

④ 四肢发冷、全身冒虚汗。循环系统的不畅，导致身体各项机能下降，人的身体会出现四肢发冷、冒虚汗的症状。

⑤ 大小便失禁、晕倒、虚脱，严重时还会影响神经系统。

（2）当发生血尿时，会出现尿色发红的现象。有肾炎的患者发生感染时，会出现尿频、尿急、尿痛、腰部有叩击痛的症状；如果是上尿路感染，会出现发烧的症状。

2. 预防措施

（1）防止患者膀胱高度膨胀。

（2）实施导尿术时动作要轻柔。

（3）密切观察患者面色、神志等。

3. 处理措施

（1）导尿后第一次排尿量应小于1 000毫升。

（2）适当补充能量。

（3）报告医生，有血尿者积极寻找原因，及时处理。

（三）黏膜损伤

1. 临床表现

尿道黏膜损伤时，轻微的患者会出现尿液中带血的现象，这种损伤可能会自动愈合。嘱咐患者多喝水，勤排尿，预防损伤处发生感染。损伤严重时，血尿会更加明显，患者还会伴有下腹部、会阴部疼痛不适感，如果合并出现感染，甚至会导致体温升高。

2. 预防措施

（1）操作动作要轻柔。

（2）用液体润滑剂润滑导尿管。

（3）选择合适的导尿管。

3. 处理措施

（1）报告医生，做好患者心理疏导。

（2）保护受损黏膜。

（3）做好会阴部护理。

【老年人居家护理关键点】

（一）心理支持

尊重老年人，给予安慰、开导和鼓励，帮助其树立排尿能够恢复的自信心，积极配合治疗与护理。

（二）设法接尿

对女性可用女士尿壶紧贴外阴接尿液或用一次性纸尿裤。对于男性可用尿壶接尿，或采用阴茎套连接引流袋接尿。尿壶需保持清洁、无破损。

（三）留置导尿的老年人居家护理要点

（1）应该每天进行尿道口的清洁和消毒，可用聚维酮碘擦拭尿道口及近尿道口尿管，减少局部细菌，有效地减少逆行性感染。

（2）尿管应该定时夹闭并且开放，推荐每天间隔2～3小时就夹闭和开放一次，每日夹闭和开放不应该少于4次。

（3）不应该持续进行导尿引流，长时间进行导尿引流会导致膀胱处于收缩状态，使得膀胱不能进行有效的充盈。

（4）留置导尿后应该叮嘱老年人多饮水，并且可以遵医嘱预防性地服用一定的抗生素和消炎药，如头孢菌素、氧氟沙星等，防止逆行感染。

（四）尿失禁老年人应注意重建正常的排尿功能

（1）摄入适当的液体：每日饮水量不得少于500毫升，避免造成尿液变浓，加重尿失禁的症状。尿失禁可能是因为脊髓神经受损造成，也可能是因为尿道炎、括约肌松弛造成，遵医嘱进行对症治疗，注意饮食营养，多食新鲜蔬菜。如病情允许，指导患者每日白天摄入液体2 000～3 000毫升，多饮水可增加对膀胱的刺激，促进排尿反射的恢复，还可预防泌尿系统感染。入睡前限制饮水，减少夜间尿量，以免影响休息。

（2）训练规律的排尿习惯：安排排尿时间表，定时使用便器。初始时白天每隔1～2小时使用便器一次，夜间每隔4小时使用便器一次。以后间隔时间逐渐延长，以促使排尿功能的恢复。使用便器时，用手按压膀胱，协助排尿，注意用力要适度。

（3）根据压力性尿失禁的程度，落实相应的干预措施：

① 轻度尿失禁。

a. 应告知患者到门诊就诊或电话咨询，指导使用尿垫、纸尿裤。尿垫、纸尿裤须平整无皱褶、无弯曲；男性纸尿裤大头在前面，女性纸尿裤大头在后面；切忌将粘贴直接贴在老年人皮肤上，以免引起皮肤破损。

b. 应指导老年人及家属掌握进行盆底肌训练的方法，应持续3个月以上。具体方法如下：

- 排空膀胱，着宽松服装。

- 身体放松，采用坐位、仰卧位或站立位等舒适体位。

坐位时，坐在椅子上，两脚展开与肩同宽，伸展背部，扬起面部，放松肩部和腹部。

仰卧位时，两膝轻微立起，两肩展开，腹部放松。

站立位时，手、脚与肩同宽展开，倚靠在桌子上，将重心放在手腕上，伸展背部，扬起面部，肩、腹部放松。

- 收缩骨盆底肌肉5秒（即让患者做收缩肛门、同时收缩尿道的动作），开始只可收缩2～3秒，逐渐延长时间至10秒。

- 放松盆底肌肉10秒（放松肛门、尿道），休息10秒，即完成1次盆底肌训练。

● 连续做15～30分钟，每天重复3组或每天做150～200次。

② 中度尿失禁。

a. 在轻度尿失禁干预措施基础上，应建议其到专科医院就诊。

b. 应了解排尿规律，记录排尿间隔时间、与漏尿有关的活动、液体摄入量等情况。

c. 应根据排尿规律制订如厕计划，可每2小时进行一次排尿，尽可能排空膀胱内尿液。

d. 若24小时内未发生漏尿，应将排尿间隔时间延长15分钟，直至可3～4小时排尿一次且无尿失禁发生。

③ 重度尿失禁。

在中度尿失禁干预措施基础上，建议到专科医院手术治疗。

④ 尿失禁老年人的生活方式干预。

a. 体重指数大于30的老年人，应与其共同制订减轻体重计划。

b. 吸烟者，应提供戒烟干预策略。

c. 宜指导老年人在饮食中增加膳食纤维，减少辛辣食物和含酒精、咖啡因或碳酸类饮料。

d. 应指导患者减少或避免提重物、大笑、跑跳、快步行走等动作。

e. 应指导患者睡前4小时限制液体摄入。

（五）注意保持老年人床单位及贴身衣物整洁、干燥、平整

【知识更新】

更新知识点	传统理念	新 理 念	循证依据
护理理念	对于排尿异常患者的护理主要关注患者生理改变、病理改变	在关注患者生理、病理改变的同时，应站在患者与家属的立场上，学会共情，积极应用心理学、社会学、美学、伦理学等相关科学知识，做好护理工作	张玲娟，张雅丽，皮红英.实用老年护理全书［M］.上海：上海科学技术出版社，2019
压力性尿失禁程度的评估	无	按压力性尿失禁临床症状主观分度法，划分为轻度、中度和重度	成人女性压力性尿失禁护理干预T/CNAS 17-2020
压力性尿失禁的干预	无程度划分	根据压力性尿失禁的严重程度，遵循个体化原则制订干预措施	成人女性压力性尿失禁护理干预T/CNAS 17-2020

【参考资料】

［1］中华护理学会关于发布《成人有创机械通气气道内吸引技术操作》等10项团体标准的公告（护办发字［2021］3号）：成人女性压力性尿失禁护理干预T/CNAS 17-2020.

［2］张玲娟，张雅丽，皮红英.实用老年护理全书［M］.上海：上海科学技术出版社，2019.

［3］郑彩娥，李秀云.实用康复护理学［M］.北京：人民卫生出版社，2018.

［4］金晓燕.老年生活照护［M］.北京：中央广播电视大学出版社，2016.

十五

生活能力训练护理

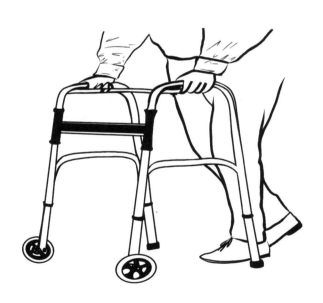

【概念】

(一) 狭义

人们为了维持生存及适应生存环境而每天必须反复进行的，最基本的，最具有共性的生活活动——衣，食，住，行，个人卫生。

(二) 广义

人们在家庭、工作和社区里自己管理自己的能力，交流能力、安排生活能力、社会活动能力、经济能力。提高日常生活活动（ADL）能力是作业疗法一个主要的工作内容。治疗人员的责任是训练和教给患者如何在现有的身体条件下完成各种ADL。患者不仅需要学习和掌握各种ADL的方法，而且必须学会如何发现阻碍完成某一作业活动的问题所在，以及寻找解决问题的方法。

【训练规范】

(一) 训练内容

良肢位摆放训练、进食训练、穿脱衣训练、站立、行走训练及助行器使用训练。

(二) 训练目的

（1）建立或维持患者的基本的日常生活活动，调动或发展体内的潜能，使其能生活自理，或把生活依赖性降低到最低限度。

（2）改善患者的躯体功能，如灵活性、协调性、增加活动能力，使其能独立或借助最少的帮助完成各种体位转移，在社区内进行社会活动。

（3）对不能自己完成 ADL 的患者，通过对其 ADL 的评估，找出存在的主要问题及解决问题的简易方法，决定何时给予何种帮助，并训练患者学会使用各种基本的 ADL 辅助器具。

（三）训练计划的制订与实施

（1）训练前，要评估患者 ADL 的能力及措施。

（2）根据评估结果，结合患者的病情、全身功能状况，现在和将来的个人需要和愿望，住宅环境和家庭条件，制订切实可行的计划。

（3）训练计划实施时，必须早期开始，由易到难，重点突出。训练中可以先化整为零，再化零为整。

（4）对因疾病而引起严重残疾的患者或经过适当训练仍不能独自完成 ADL 的患者，可以借助必要的辅助器具。

（5）治疗人员要耐心，患者要主动参与，有恒心。

（四）开始康复训练的时间

最好在患者生命体征（呼吸、血压、脉搏、体温）平稳，神经症状不再发展后的 48 小时开始，不要求患者完全清醒和有完好的交流能力，但患者应对痛感和不适有反应，有一些交流能力。

生活能力训练护理一：良肢位摆放训练

【概念】

良肢位摆放训练是指躯体、四肢的良好体位，具有防畸形、减轻症状，使躯干和肢体保持在功能状态的作用。偏瘫良肢位摆放的目的：防关节挛缩畸形、肩关节半脱位和垂足，减轻痉挛和挛缩，降低并发症，促进肢体功能的康复，应在发病后立即训练。

【护患沟通】

"王奶奶，您好，由于您右侧肢体不能活动，我将协助您由左侧卧位更换为右侧卧位。我们操作过程中动作会尽量轻一点，请您不要紧张。"

【操作规范】

（一）工作目标

早期良肢位摆放可为后期康复治疗打下良好的基础，不同程度地降低患者致残率，为家庭和社会减轻负担，能有效地预防继发及废用综合征的发生；可有效预防肌萎缩、关节萎缩、足内翻、肩关节半脱位等。

（二）工作规范

（1）告知患者/家属良肢位摆放的目的、注意事项，取得患者的配合。评估患者病情、意识状态、合作程度，必要时可行辅助检查。

（2）患者根据病情，选择合适的肢体摆放：

① 仰卧位：患者头部枕于枕头上，不要使胸椎屈曲。患侧肩胛骨下方放置1个枕头，使肩前伸、肘部伸展、腕背伸、手指伸开；患侧臀部及大腿下面放置1个枕头，防止患侧腿外旋；患侧下肢呈伸展位。

② 患侧卧位：即患侧在下，健侧在上的侧卧位，可以增加对患侧的刺激，并使患侧拉长，从而减少痉挛，此时健侧手可以自由活动。正确的患侧卧位是头部稍前屈，躯干稍向后倾，后背用枕头稳固支持；患侧上肢前伸，与躯干的角度不小于90度，手心向上，手腕被动背伸；患侧下肢伸展，用枕头在下面支持，膝关节稍屈曲。

③ 健侧卧位：即健侧在下、患侧在上的侧卧位，有利于患侧的血液循环，可减轻患侧肢体的痉挛，预防患侧肢体水肿。头部枕在枕头上，以确保患者舒适；躯干与床面呈直角，患侧上肢用枕头垫起，上举约100度角，腕和肘伸展。患侧

319

下肢也用枕头垫起，向前屈曲，足不能悬在枕头边缘，健侧下肢平放，取舒适体位。

④ 四肢瘫仰卧位：患者上肢肩可以放置在内收位、中立位或前伸的位置，肘伸直，腕背伸约30度～40度角，手指稍屈曲，拇指对掌，下肢伸髋并稍外展，伸膝，但避免过伸，踝背屈至中立位，在两腿之间放一小枕，两侧髋关节外侧各放一小枕，以保持髋关节外展而不旋转，床尾放1～2个枕头，保持踝关节的中立位。（枕头一般是40厘米×60厘米）

⑤ 床上坐位：保持髋关节屈曲90度，用枕头垫好背部以保持躯干直立，两侧上肢采用伸展放于移动桌上，双膝屈曲50度～60度。

⑥ 轮椅座椅：在患者条件允许的情况下，可及早将患者换至轮椅，并将枕头垫于轮椅靠背及患者后背之间，以保证患者的躯干能够伸展，同时前旋手指，双脚自然下垂置于脚踏上，或患肩100度角平放于桌上。

（3）根据病情，康复治疗和护理要求应选择适当的体位及转换方式。时间间隔：一般2小时转换一次。

（4）对使用各种引流的患者，应先固定好导管，以防脱落，并保持通畅。

（5）观察患者全身有无出血点、压力性损伤及肢体血液循环情况，发现异常及时处理。

（三）结果标准

（1）患者及家属掌握良肢位的要点，对服务满意。

（2）操作规范、安全，未给患者造成不必要的损伤。

（3）患者感觉舒适，瘫痪肢体无痉挛，保持良好功能，促进运动功能恢复。

【良肢位摆放操作流程】

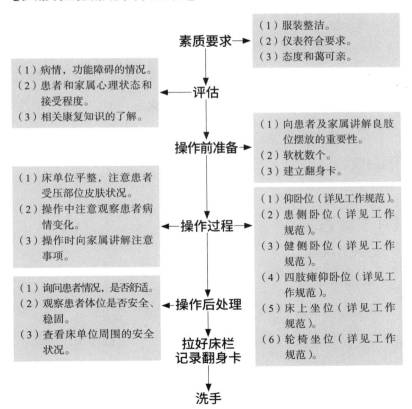

【注意事项】

（1）患者体位摆放训练时，室内温度应适宜，温度太低可使肌张力增高。应1～2小时变换一次体位，以维持良好血液循环。

（2）偏瘫患者抗痉挛体位摆放：

① 床应平放，床头不得抬高，任何时候避免半卧位。

② 手中不应放置任何物品，也不应在足底放置任何物品，避免以此方法来预防跖屈畸形。

③ 任何时候禁忌拖、拉患侧上肢，以防止肩关节半脱位。

（3）脊髓损伤（高位）病人抗痉挛体位摆放：采取轴线翻身护理技术预防脊椎二次损伤。在侧卧位时，尽量使头部和脊椎保持正常对线，背后用长枕靠住，保持侧卧位，避免脊柱扭曲。

【并发症管理】

（一）关节脱位

1. 临床表现

构成关节的上下两个骨端失去了正常对和位置，发生了错位。关节处会剧烈疼痛，正常活动丧失，关节部位出现畸形。

2. 预防措施

（1）操作时动作轻柔。

（2）避免摔倒。

（3）做好防护措施。

（4）活动前适当锻炼。

3. 处理措施

（1）通知医生，及时予以急救处理：包扎固定、复位，完成相应检查。

（2）抬高患肢处于功能位，以利于静脉回流，减轻肿胀。

（3）避免加重疼痛因素，进行护理操作或移动患者时动作轻柔。

（4）遵医嘱予以消肿、止痛等药物。

（5）定时观察患肢血运、皮肤颜色、温度、感觉和活动情况，若发现患肢苍白、发冷、患肢淤肿、疼痛加剧、感觉麻木等，及时通知医生并配合处理。

（6）3个月内避免剧烈运动，防止再次脱位。

（二）跌倒/坠床

1. 临床表现

跌倒是指突发、不自主的、非故意的体位改变，倒在地上或更低的平面上。

2. 预防措施

（1）宣传教育：告知患者注意事项，熟悉病房环境，保持愉快心情。

（2）营造良好的住院环境，包括功能良好的床单元及设施、活动区域无障碍物、地面干燥防滑等。

（3）将常用物品放置便于患者拿取的地方。

（4）留陪护：应有家人陪伴和照顾，搀扶下床活动。

（5）掌握助行器的使用方法。

（6）活动时，嘱患者小心，做力所能及的事情。

3. 处理措施

（1）一旦患者发生跌倒/坠床，护士应立即赶到患者身边评估患者情况，通知医生查看患者生命体征、全身状况和局部受伤情况，初步判定患者有无肌肉、韧带损伤、骨折或其他危及生命的伤情。

（2）护理人员积极配合医生对患者进行检查，根据伤情采取必要的急救措施或辅助检查，对患者及家属进行心理疏导，并及时逐级上报。

（3）加强巡视至患者病情稳定，一旦发现患者病情变化及时汇报医生，做好交接班。

（三）足下垂

1. 临床表现

不能背屈足部，行走时拖拉病足或者将该侧下肢举得较高，落地时总是足尖触地面。

2. 预防措施

（1）踝关节的摆放：患者平卧位，使足底与床面垂直，足尖向上居中，保持踝关节于功能位。

（2）踝关节背屈运动：患者仰卧位，踝关节做背屈、外翻运动。

（3）伸髋、屈膝、背屈踝关节：患者仰卧位，患腿伸髋、屈膝垂于床边，治疗者托住患者足使其处于背屈位，并向头侧运动。

3. 处理措施

（1）患者卧床时不能让足悬空，需要在足下垫一个软垫，避免重物压迫。

（2）偏瘫者2小时改变体位，保持良肢位。

（3）坐位训练：以能坐轮椅的患者为对象，每日进行两次，脚底踩轮椅的踏板，保持良肢位。

（4）行走训练：能行走的患者，鼓励指导其早日下床活动。

（5）指导和督促患者进行踝泵运动。

【老年人居家护理关键点】

（1）良肢位是早期脑卒中老年人床上的正确体位，当老年人可以离开床位活动进行锻炼时，夜间睡眠不强求于某一体位，应以舒适、保证休息为主。

（2）床铺应尽量平整，床单清洁干燥。

（3）任何体位都是临时性的，不应超过2小时，以防压力性损伤的发生。

（4）床上卧位期间，尽可能从患侧接触老年人。

（5）避免使用过高的枕头，头部不要有明显的左右偏斜。

（6）避免被子太重而压迫偏瘫足造成足尖外旋，协助老年人活动踝关节防止足下垂。

（7）摆放体位时，正确用力，避免拖、拉、拽，以免造成皮肤损伤。

生活能力训练护理二：进食训练

【概念】

训练患者尽可能地独立完成进食动作，增强患者进食的主动性、趣味性，同时鼓励患者树立康复的信心，减少对他人的依赖。

【护患沟通】

"王奶奶，您好，您的右手经过锻炼，肌力有所进步，为了尽快让您能自己进食，稍后我会和您一起用右手做进食的训练，如果累了我们可以随时暂停休息，我相信在不久的将来，您一定可以自己吃饭的。"

"请您坐起来，尽量靠近餐桌，右手放在餐桌上，握着勺子慢慢吃，一口一口细嚼慢咽，如果有不舒服或者累了请及时告诉我哦。"

【操作规范】

（一）工作目标

进食训练包括进食时患者的体位、食物形态、用量及综合训练，通过训练促进患者的营养摄入，使患者具备足够的体力，逐渐恢复自主进食能力。

（二）工作规范

1. 训练条件

（1）患者意识清楚，全身状况稳定。

（2）患者体位能够保持稳定。

（3）能产生吞咽反射、咳嗽反射，根据患者的功能状况选择适当的餐饮用具。

2. 训练方法

（1）餐具选择：

① 患者手抓握能力较差时，应选用匙面小、难以粘上食物、柄长或柄粗、边缘钝的匙羹，便于患者稳定握持餐具。

② 如患者用一只手舀碗里的食物有困难，碗底可加用防滑垫，预防患者舀食物时碰翻碗具。

③ 对丧失抓握能力、协调性差或关节活动受限者，可将食具进行改良，如使用加长加粗的叉、勺或佩戴橡皮食具持物器等协助其进食。

④ 可用杯口不接触鼻的杯子，使患者不用费力伸展颈部就可以饮用。

⑤ 在吸口加上吸管等，慎重调整一口量。

（2）进食体位的选择：

① 取坐位、抬头，身体靠近餐桌，患侧上肢放在桌子上。

② 餐后保持姿势，进食后不能立即躺下，让患者在舒适的坐位或半坐卧位休息30～40分钟。

（3）进食训练：

① 将食物及餐具放在便于拿取的位置，使用防滑底的餐饮具或在餐饮具下面安装吸盘或放置防滑垫防止其滑动，使用盘档防止饭菜被推出盘外。

② 用健手进食食物，或用健手把食物放在患手中，再由患侧手将食物放入口中。

③ 有吞咽障碍的患者必须先进行吞咽动作训练，再进行进食训练。

（4）饮水训练：

① 杯中倒入适量的温水，放在便取拿放的位置。

② 可用患手持杯，健手协助稳定患手，端杯至口边饮水。

③ 使用加盖及有饮水孔的杯子，必要时可用吸管饮水。

（三）结果标准

（1）患者/家属能够知晓护士的告知事项，取得理解与配合，对服务满意。

（2）操作规范、安全，未给患者造成不必要的损伤。

（3）保证患者的正常营养需求。

【进食训练操作流程】

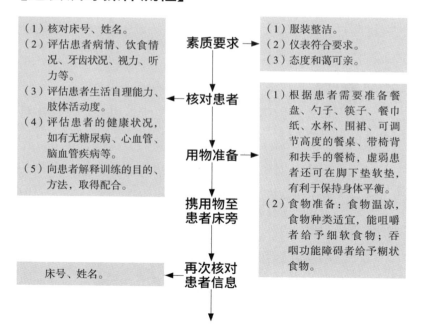

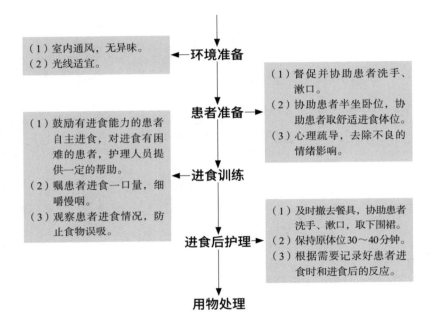

（1）室内通风，无异味。
（2）光线适宜。

环境准备

（1）督促并协助患者洗手、漱口。
（2）协助患者半坐卧位，协助患者取舒适进食体位。
（3）心理疏导，去除不良的情绪影响。

患者准备

（1）鼓励有进食能力的患者自主进食，对进食有困难的患者，护理人员提供一定的帮助。
（2）嘱患者进食一口量，细嚼慢咽。
（3）观察患者进食情况，防止食物误吸。

进食训练

（1）及时撤去餐具，协助患者洗手、漱口，取下围裙。
（2）保持原体位30～40分钟。
（3）根据需要记录好患者进食时和进食后的反应。

进食后护理

用物处理

【注意事项】

（1）创造良好的饮食环境，进食时不要讲话，排除干扰用餐的因素。

（2）根据康复对象的吞咽和咀嚼功能选择食物，食物的温度适宜，防止烫伤，进食后观察口中有无残存食物，必要时床旁备吸引器。

（3）鼓励患者尽可能自己进食，必要时给予护理援助。

（4）在进食训练中，既要考虑患者的疲劳程度，又要鼓励患者用勺子或叉子自行进食。

（5）一口量和进食速度，即最适于吞咽的每次摄食入口量，正常人液体为1～20毫升，浓稠泥状食物3～5毫升，布丁或糊状5～7毫升，固体2毫升。对患者进行摄食训练时，如果一口量过多，会从口中漏出或引起咽部残留导致误咽；过少，则会因刺激强度不够，难以诱发吞咽反射，确认前一口已吞完，方可进食下一口。如患者出现呛咳，应停止进食。

（6）有义齿者，做好义齿的清洁维护。

（7）进食后保持坐位或半坐位30～40分钟，防止食物反流。

（8）患者神志不清、疲劳或不合作时切勿喂食，宜少量多餐。

（9）视力障碍患者的进食护理：对于视力障碍的患者，做好单独进餐的护理非常重要，护理人员首先要向患者说明餐桌上食物的种类和位置并帮助其用手触摸确认。注意保证安全，避免热汤、茶水等引起烫伤。可设置"时钟形"平面图放置食物，告知方法及食物名称，以利于患者按食物摆放顺序摄取。

（10）当患者出现痉挛或联合反应等异常姿势时，应马上纠正，同时指导正确的姿势。

（11）整个训练过程中陪护者必须守候患者，不得离开。

【并发症管理】

误吸

1. 临床表现

误吸是指进食（或非进食）时，有数量不一的食物、口腔内分泌物或食管反流物等进入声门下的气道。误吸分为显性误吸和隐性误吸。

显性误吸的表现是剧烈咳嗽，同时伴有憋闷、呼吸困难、呼吸反常，状态严重时会出现血氧含量降低，出现紫绀、昏迷等表现。不及时处理，可导致失声、发绀、神志丧失或死亡。隐性误吸往往直到出现吸入性肺炎才被觉察。

2. 预防措施

（1）评估患者的病情、体力、吞咽、咳嗽反射、咀嚼能力、意识状态等，根据病情选择进食途径。

（2）环境适宜，嘱患者注意力集中。

（3）餐具的选择：匙羹柄长且粗、边缘钝厚，容量为5～10毫升；碗的边缘倾斜，加防滑垫；杯子的杯口不要接触鼻部。

（4）进餐前检查患者口腔，牙齿或义齿有松动时应及时处理。

（5）提供容易吞咽的食物，根据患者的咀嚼、吞咽能力和意识状态，食物选择应从流质逐渐向半流质、普食过渡。

患者进食予以端坐位或半坐卧位，保持体位舒适，进食后采取右侧卧位。

（6）进食时充分咀嚼，不催促患者，观察患者进食时是否细嚼慢咽，不要说话。

（7）一口量进食，进食速度不宜过快，应细嚼慢咽。

（8）进餐后协助患者漱口或口腔护理，检查口腔内有无残留食物，保持坐位或半坐位30～40分钟，防止食物反流。

3. 处理措施

（1）判断情况：了解误吸的程度和异物的类型，以便采取正确的急救措施。

（2）呼吸道清理：如果误吸的异物较小，可以让患者自行咳出。若发生晕厥，立即将患者头偏向一侧，采取措施进行呼吸道清理。

（3）及时清理口腔内痰液、呕吐物等，误吸物不易取出时应用负压吸引装置及时吸出口腔、鼻腔、咽喉部分泌物、食物残渣和异物，迅速解除患者呼吸道梗阻。

（4）必要时使用海姆立克急救法，在患者腹部向胸部上方推压，利用膈肌向上的冲击力将食物推出气道。

（5）及时通知医生。

（6）监测患者神志、瞳孔、生命体征和血氧饱和度，若出现意识障碍、呼吸频率异常或皮肤发绀，遵医嘱使用简易呼吸器辅助通气，尽快建立人工气道及静脉通路，备抢救药品及物品。

（7）做好病情和抢救记录，加强巡视，做好交接班。

（8）通知家属，安抚情绪，做好解释工作，取得配合。

【老年人居家护理关键点】

（1）在进行训练过程中，给予老年人安慰、开导和鼓励，帮助其树立能够恢复进食能力的自信心，积极配合治疗与护理。

（2）指导老年人和家属学习进食障碍训练的相关知识，了解注意事项。

（3）制订合理的饮食方案，根据老年人吞咽功能选择食物。

（4）饮食管理：规律三餐，定时、定点、定量。

（5）进食时嘱老年人一口一口地咀嚼，一口量过多，食物会从口中漏出，故每口吞咽量不宜过多，速度不宜过快；饮水时同样每口量不宜过多，速度不宜过快。

（6）注意观察老年人的咀嚼和吞咽能力，防止食物误吸的发生。

生活能力训练护理三：穿脱衣训练

【概念】

由于肢体障碍的状态和衣物种类（形式）的不同而产生的各种不同的穿脱衣物的技巧，以及在保证安全的前提下，调动被护理者的力量进行穿脱衣物的方法。

【护患沟通】

"王奶奶，您好，因为疾病导致您目前左侧肢体不灵活而无法自行穿脱衣服。为了使您身心更舒适，早日促进疾病的康复，我要教您并协助您坐着和躺着怎么穿脱衣服。王奶奶，您不要着急，慢慢来，多练习两次就好了，我已为您拉上隔帘，空调温度也调至比较舒适的温度，请您放心。"

【操作规范】

（一）工作目标

减轻因功能障碍对患者生活造成的影响，通过穿脱衣训练给活动受限患者更多希望，尽快恢复其独立生活的能力。

（二）工作规范

掌握穿衣原则：穿衣时先穿患侧，脱衣时先脱健侧。

1. 穿脱套头衫

（1）穿法（见图15-1）：

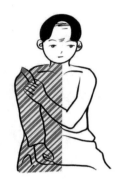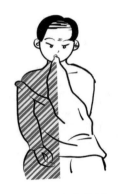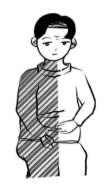

图15-1　穿套头衫

① 将套头衫前面朝下平铺在双腿上，下摆朝向胸部，领子在远端。

② 用健手将套头衫后片底边向上卷起，露出患侧的袖孔。

③ 患手放到袖孔内，将袖子向上拉到肘关节并使患手穿出袖口。

④ 健侧手穿入另一只衣袖。

⑤ 将套头衫从底部向领口收拢，身体前倾，低下头把套头衫从头套入。

（2）脱法（见图15-2）：将套头衫整理平整，脱衣时，在颈部后方将套头衫向上收拢，身体前倾，低下头把套头衫从头顶向前拉下，最后将袖子脱出。

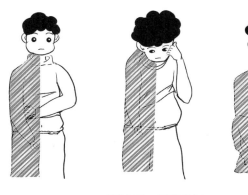

图15-2　脱套头衫

2. 穿脱开衫

（1）穿法（见图15-3）。

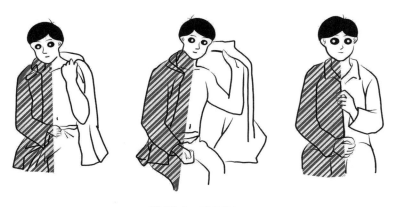

图15-3　穿开衫

① 患者取坐位，将衣服的内面向上平铺在双腿上。

② 将患手放入衣袖内，用健侧手抓住衣领及对侧肩部，将袖口从患侧上肢穿过，并将领口部分拉至肩部，让患手穿

337

出袖口。

③ 健侧手抓住最靠近健侧的衣领，身体前倾，将上衣从患侧经颈部后方拉到健侧。

④ 将健侧上肢穿入衣袖中。

⑤ 系好纽扣/按扣/尼龙扣并整理妥当。

（2）脱法（见图15-4）：

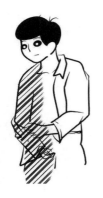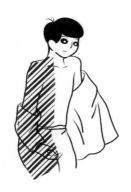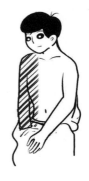

图15-4　脱开衫

① 把扣子解开。

② 先将衣服自患侧肩部褪下，露出患侧肩部。

③ 脱下健侧的衣袖。

④ 再用健手将患侧衣袖脱下，完成脱衣动作。

3. 床上坐位下穿脱裤子的方法

（1）穿法（见图15-5）：

① 患者取床上坐位。

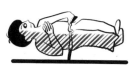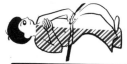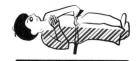

图15-5 坐位下脱裤子

② 患侧腿屈髋屈膝放到健侧腿上，用健侧手先将患侧裤腿穿过患侧下肢。

③ 健侧下肢穿入另一侧裤腿。

④ 将裤腿尽量向上拉。

⑤ 患者躺下取仰卧位，做桥式动作努力向上抬起骨盆，同时用健侧手向上提拉裤子至髋部。

⑥ 臀部放下，系上扣子和拉链。

（2）脱法（见图15-5）：

① 脱的顺序和穿的顺序相反。

② 当患者站立平衡较好时，可以进行椅坐位穿脱裤子。

4. 坐位下穿脱裤子

（1）穿法（见图15-6、图15-7）：

① 患者取椅座位。

② 患侧下肢交叉放在健侧膝上，用健侧手将裤腿穿过患足套到患侧腿上并向上拉至膝部，放下患侧下肢。

③ 健侧下肢穿入另一侧裤腿。

④ 站起后把裤子向上拉过髋部，系上扣子和拉链。

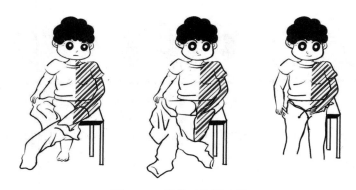

图15-6　坐位下穿裤子①

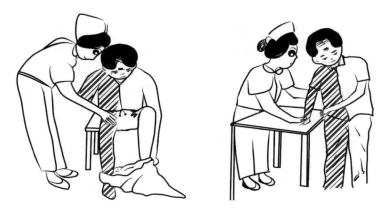

图15-7　坐位下穿裤子②

（2）脱法（见图15-8）：

①　先解开扣子和拉链，把裤子尽可能向下拉，站起身后使裤子向下滑落过膝。

②　然后坐下，脱下健侧裤腿，把患侧腿放在健侧腿上，脱下患侧裤腿，最后把患侧腿放下。

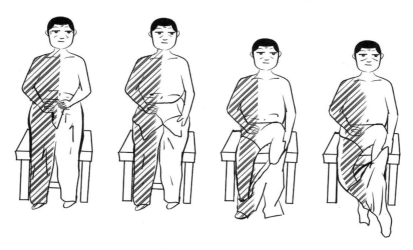

图15-8 坐位下脱裤子

（三）脱衣结果标准

（1）患者/家属了解穿、脱衣知识，积极配合，神态安详。

（2）操作规范、安全，操作过程中无不适，观察患肢，避免再次受伤。

（3）患者能灵活应用健侧肢体完成一些力所能及的事情。

【协助穿脱衣裤操作流程】

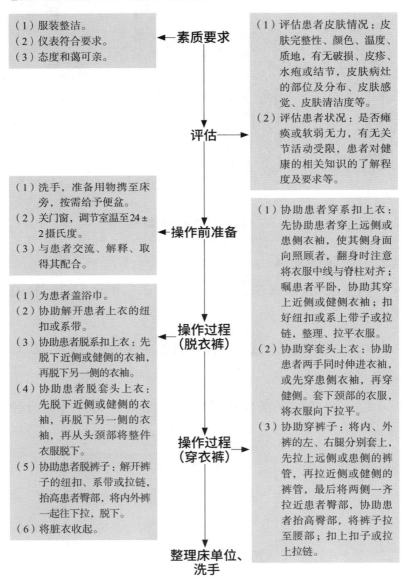

（1）服装整洁。
（2）仪表符合要求。
（3）态度和蔼可亲。

◀——**素质要求**

评估——▶

（1）评估患者皮肤情况：皮肤完整性、颜色、温度、质地，有无破损、皮疹、水疱或结节，皮肤病灶的部位及分布、皮肤感觉、皮肤清洁度等。
（2）评估患者状况：是否瘫痪或软弱无力，有无关节活动受限，患者对健康的相关知识的了解程度及要求等。

（1）洗手，准备用物携至床旁，按需给予便盆。
（2）关门窗，调节室温至24±2摄氏度。
（3）与患者交流、解释、取得其配合。

◀——**操作前准备**

（1）为患者盖浴巾。
（2）协助解开患者上衣的纽扣或系带。
（3）协助患者脱系扣上衣：先脱下近侧或健侧的衣袖，再脱下另一侧的衣袖。
（4）协助患者脱套头上衣：先脱下近侧或健侧的衣袖，再脱下另一侧的衣袖，再从头颈部将整件衣服脱下。
（5）协助患者脱裤子：解开裤子的纽扣、系带或拉链，抬高患者臀部，将内外裤一起往下拉，脱下。
（6）将脏衣收起。

**操作过程
（脱衣裤）**

**操作过程
（穿衣裤）**——▶

（1）协助患者穿系扣上衣：先协助患者穿上远侧或患侧衣袖，使其侧身面向照顾者，翻身时注意将衣服中线与脊柱对齐；嘱患者平卧，协助其穿上近侧或健侧衣袖；扣好纽扣或系上带子或拉链，整理、拉平衣服。
（2）协助穿套头上衣：协助患者两手同时伸进衣袖，或先穿患侧衣袖，再穿健侧。套下颈部的衣服，将衣服向下拉平。
（3）协助穿裤子：将内、外裤的左、右腿分别套上，先拉上远侧或患侧的裤管，再拉近侧或健侧的裤管，最后将两侧一齐拉近患者臀部，协助患者抬高臀部，将裤子拉至腰部；扣上扣子或拉上拉链。

**整理床单位、
洗手**

【注意事项】

（1）身体情况的确认，勿在患者不方便时要求为其更换衣服。

（2）更衣时注意保护患者的隐私，注意保暖。

（3）更衣时动作轻柔，减少患者穿脱衣服时的不适。

（4）选择合适、合体、穿着舒适的衣物，防止衣服皱褶磨损皮肤。

（5）穿衣时先穿患侧，脱衣时先脱健侧。

（6）指导患者更衣时注意预防意外发生。

（7）鼓励患者健侧肢体锻炼，必要时给予协助。

【老年人居家护理的关键点】

（1）指导老年人及照护者经常检查皮肤卫生情况，保持皮肤清洁、干燥。

（2）询问老年人衣着要求，尊重老年人意见，选择合适、合体、穿着舒适的衣物。

（3）肢体偏瘫的老年人，穿脱衣服时要注意观察患侧肢体情况，避免再次受伤。

（4）操作中要有足够耐心，尽可能锻炼其健侧肢体的功能，必要时协助完成。

生活能力训练护理四：行走、站立训练

【概念】

适用对象为偏瘫侧下肢有一定的运动功能但站起来行走有困难或姿势异常者。

【护患沟通】

"王奶奶您好，因为您下肢功能受损，所以要遵医嘱进行行走和站立的训练，这个训练会根据您的实际情况循序渐进，不会有痛苦的，请您听我指挥放松配合，有什么不适症状您可以立即告诉我，如果累了我们也可以暂停休息。"

【操作规范】

（一）工作目标

（1）使患者能从坐位站起来，增加下肢肌力，并能站稳。

（2）改善平稳能力，纠正异常步态。

（3）提高步行能力，尽可能达到正常步行。

（二）工作规范

（1）告知患者及其家属行走、站立训练的目的、注意事项，取得患者的配合。

（2）评估：

① 评估患者病情、意识状态、合作程度。

② 评估患者站立及行走能力。

③ 评估地板及周围环境是否安全。

（3）行走训练的技术规范：

① 步行训练前应具备的条件：患者要完成站立、平衡和重心转移的训练，同时还要掌握屈膝、屈踝、伸髋屈膝、伸髋屈膝屈踝、患侧腿的负重、扶持站立下患侧腿的摆动，以及患侧腿负重健侧腿前后摆动等步行前的训练。

② 帮助患者屈膝练习的技术规范：患者俯卧位，一手握住患者患侧腿踝部，另一手放在患者臀上，帮助患者练习屈膝。

③ 帮助患者屈踝练习的技术规范：患者仰卧，患侧足支撑在床上，用一只手向下压患者踝关节，另一只手将患者足和足趾提至充分背屈，并呈外翻位。

④ 帮助患者伸髋屈膝练习的技术规范：患者仰卧，一手托住患者患侧足，让患者屈膝并将患侧下肢放在床沿以下，此时患者已伸髋，然后辅助者再协助其将患侧足放回原位，可逐步过渡到患者主动进行练习。

⑤ 帮助患者伸髋屈膝屈踝训练的技术规范：患者仰卧，将患侧腿屈膝垂于床边，伸髋，托住患侧足于背屈位，将足推向患者头的方向，协助患者在不屈髋的情况下继续屈膝和背屈踝。

⑥ 帮助患者患侧腿负重训练的技术规范：

a. 帮助患者用患侧腿站立，骨盆呈水平位，将健侧足放在患侧腿前面，与患侧足呈直角。

b. 患者健侧足放到患侧腿足跟后面，并与之呈直角。

c. 用双手控制好患者骨盆，患者患侧腿负重并防止膝关节过伸，让健侧腿的脚划 "8" 字。

d. 用大腿内侧夹住患者患侧腿膝部，一手帮助患者伸髋，另一手控制患者患侧躯干，患者将健侧腿抬起。

（4）站立训练的技术规范：

① 帮助患者站立时患侧腿向前迈步的技术规范：站在患者患侧后方，双手扶持其骨盆，患者躯干保持竖直。患者用健侧手扶住栏杆，重心移至健侧腿，膝关节轻度屈曲，扶持其患侧骨盆，帮助患侧骨盆向前下方运动，并防止患侧腿迈步时外旋。

② 帮助患者站立时健侧腿向前迈步的技术规范：站在患者患侧后方，一手放置在患侧腿膝部，防止患者健侧腿迈步时膝关节突然屈曲以及发生膝反张；另一手放置在患侧骨盆部，以防其后缩。患者躯干竖直位，健侧手扶住栏杆，重心前移，健侧腿开始时只迈至患侧腿平齐位，随着患侧腿负重能力的增强，健侧腿可适当超过患侧腿。

（三）结果标准

（1）患者及其家属能够知晓站立步行训练的目的、方法、注意事项。

（2）知晓助行器和拐杖等辅助用具的使用方法。

（3）改善平衡能力、纠正异常步态。

（4）提高步行能力，尽可能达到正常步行。

【协助站立活动操作流程】

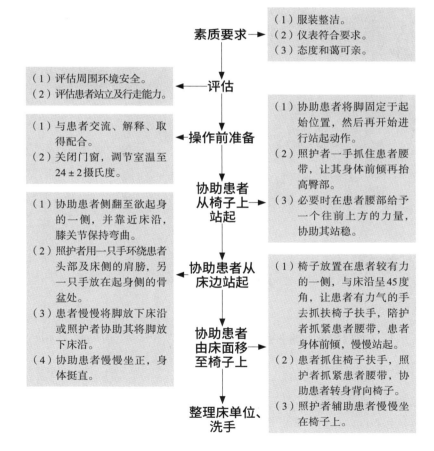

【协助行走训练操作流程】

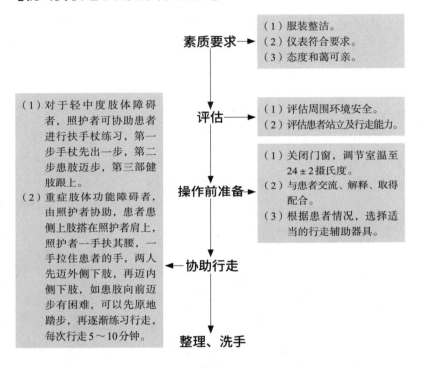

素质要求 →
(1) 服装整洁。
(2) 仪表符合要求。
(3) 态度和蔼可亲。

评估 →
(1) 评估周围环境安全。
(2) 评估患者站立及行走能力。

操作前准备 →
(1) 关闭门窗，调节室温至 24±2摄氏度。
(2) 与患者交流、解释、取得配合。
(3) 根据患者情况，选择适当的行走辅助器具。

← 协助行走
(1) 对于轻中度肢体障碍者，照护者可协助患者进行扶手杖练习，第一步手杖先出一步，第二步患肢迈步，第三部健肢跟上。
(2) 重症肢体功能障碍者，由照护者协助，患者患侧上肢搭在照护者肩上，照护者一手扶其腰，一手拉住患者的手，两人先迈外侧下肢，再迈内侧下肢，如患肢向前迈步有困难，可以先原地踏步，再逐渐练习行走，每次行走5～10分钟。

整理、洗手

【注意事项】

（1）进行站立、行走等训练都要在安全、无障碍的环境下完成。

（2）根据患者的行走能力选择适当的行走辅助器具和行走步态。

（3）根据需要为患者选择高度和长度适合的助行架、拐杖或手杖。

（4）站立是准备行走的基本动作，对长期卧床者，突然的站立会出现体位性低血压，容易发生头晕、跌倒的危险，所以要特别小心。

【老年人居家护理关键点】

（1）心理支持：尊重老年人，给予老年人安慰、开导和鼓励，帮助其树立站立、行走能力恢复的信心，积极配合老年人治疗和护理。

（2）根据患者身体情况和肢体活动能力进行站立行走活动，循序渐进，遵循量力而行、持之以恒的原则。

（3）患者站立行走过程中，应注意穿着舒适、合体，鞋子防滑，地面无障碍物。

（4）陪护者要随时观察、询问老年人感受，如有头晕、气喘、心慌、脸色苍白等现象，要立即停止训练。

（5）训练时避免突然发力而造成跌倒的危险。

生活能力训练护理五：助行器使用训练

【概念】

辅助人体支撑体重、保持平衡和行走的器具称为助行器，也可称为步行器、步行架或步行辅助器等。

【护患沟通】

"王奶奶，您好，因为您现在存在一个步态不稳的情况，短时间里无法立刻明显改善，考虑到您可能跌倒摔伤，现在我来协助您使用适合的助行器。"

【操作规范】

（一）工作目标

患者根据病情，选择合适的助行器，为各种原因不能正常走路的患者解决走路问题，预防跌倒，同时促进其功能的锻炼与恢复。

（二）工作规范

1. 助行器种类

（1）杖类助行器：手杖、肘杖、前臂支撑拐、腋杖、多脚拐杖、带座拐杖。

（2）助行架：标准型助行架、轮式助行架、助行椅、助行台。

2. 作用

（1）保持身体平衡。

（2）支持体重。

（3）增加肌力。

（4）辅助行走。

3. 适应证

（1）偏瘫。

（2）下肢肌力减退（脊髓灰质炎或下肢神经损伤）。

（3）平衡障碍（颅脑外伤或多发性脑硬化）。

（4）下肢骨关节病变（骨性关节炎、下肢骨折、骨质疏松或半月板切除）。

4. 手杖种类

（1）单足手杖（见图15-9）：单侧下肢截肢或配戴假肢，偏盲或全盲等，适用于握力好、上肢支撑力强的患者，如偏瘫患者、老年人等。

（2）三足手杖（见图15-10）：适用于平衡能力稍欠佳、使用单足手杖不安全的患者。

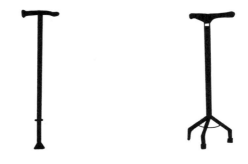

图15-9　单足手杖　　　图15-10　三足手杖

（3）四足手杖（见图15-11）：适用于平衡能力欠佳、臂力较弱或上肢患有震颤麻痹、用三足手杖不够安全的患者。

（4）腋杖（见图15-12）。

① 结构。

② 适应证。

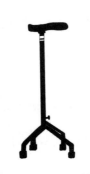

图15-11　四足手杖

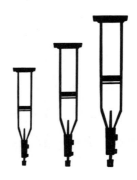

图15-12　腋杖

　　a. 单侧下肢无力而不能部分或完全负重的情况，如小儿麻痹后遗症、胫腓骨骨折，或骨折后因骨不连而植骨后。

　　b. 双下肢功能不全，不能用左、右腿交替迈步的情况，如截瘫、双髋用石膏固定或用其他方法制动时。

5. 测量与使用

（1）测量（见图15-13）。

① 最简单的方法是用身长减去41厘米即为腋杖的长度。

② 站立时从腋窝下2指宽至脚下，大转子的高度为把手的位置，也是手杖的长度及把手的位置。

③ 测量时患者应着常穿的鞋站立。

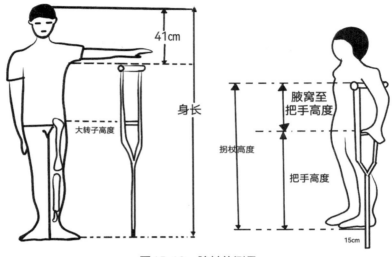

图 15-13 腋杖的测量

如果患者下肢或上肢有短缩畸形，应穿上鞋或佩戴下肢矫形器，仰卧位测量。将腋杖轻轻贴近腋窝，在小趾前外 15 厘米与足底平齐处，注意腋垫顶部与腋窝之间应有 5 厘米或 3 个横指的距离。

（2）使用。

① 行走时。

a. 四点法：这是稳定性好、安全而缓慢的、接近自然行走的步行方法。适用于上提骨盆肌的肌力较好的双下肢运动障碍者、下肢无力患者和老年人。训练时，步行顺序为伸左拐、迈右腿、伸右拐、迈左腿；每次仅移动一个点，始终保持四个点在地面，如此反复进行（左拐—右腿—右拐—左腿）。

b. 三点法：这是一种快速移动、稳定性良好的步行方法。适用于一侧下肢运动功能能够正常承重、另一侧不能承重（如一侧下肢骨折、小儿麻痹症后一侧下肢麻痹等）患者。训练时，先将双拐向前伸出，然后双拐支撑体重，迈出患侧下肢，最后迈出健侧下肢（双拐—患肢—健肢）。

c. 两点法：常在掌握四点法后训练，与正常步态基本接近，且步行速度较快，但稳定性比四点法稍差。适用于一侧下肢疼痛需要借助于拐杖减轻其承重，以减少疼痛刺激的患者。训练时，一侧拐与对侧足同时迈出为第一落地点，然后另一侧拐与其相对应的对侧足再向前迈出作为第二落地点（左拐右足右拐左足）。

d. 摇摆法：快速通过时使用，两边拐杖同时前进，双腿再一起摆荡向前。

e. 摆至步：同时伸出两支腋杖，支撑并向前摆身体使双足同时拖地向前，到达腋杖落地点附近。

② 站立、坐下及上下楼梯。

a. 站立：拐杖置患侧，用另一手支持扶手撑起。

b. 坐下：（与上述相反）。

c. 上下楼梯：以健肢先上，患肢先下为原则。

上楼：上楼时健肢先上，患肢后上，最后上拐杖（见图15-14）。

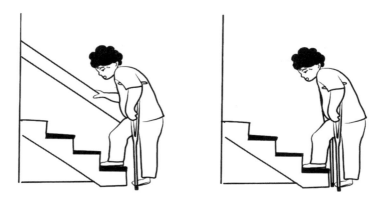

图15-14　使用单、双拐上楼梯

下楼：下楼时先下拐杖，再下患肢，最后是健肢（见图15-15）。

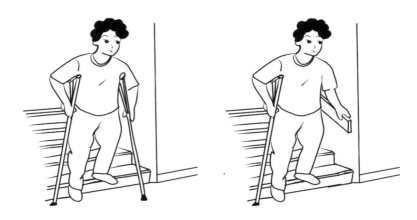

图15-15　使用单、双拐下楼梯

（3）使用腋下拐及手杖的注意事项：

① 拐杖的把手不能顶住腋窝。

② 不能以臂出力，必须用手出力，否则会伤及臂神经丛。

③ 第一次下床须在床沿坐一会儿，如无头晕再下床。

④ 注意下床活动时的安全。

6. 助行架

（1）标准型助行架（见图15-16）

① 标准型助行架又称讲坛架，是一种三边形（前面或后面和左右两侧）的金属框架，没有轮子，手柄和支脚提供支撑的步行辅助用具。

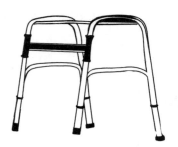

图15-16 标准型助行架

② 适应证：全身或双下肢肌力降低或协调性差，需要独立、稳定站立者，如多发性硬化症或帕金森病。单侧下肢无力或截肢，需要比单臂操作助行器更大支持，如老年性骨关节炎或股骨骨折愈合后。

（2）轮式助行架（见图15-17）

轮式助行架是指有轮子、手柄和支脚提供支撑的双臂操作助行器。

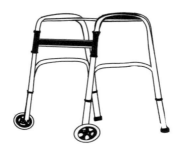

图15-17　轮式助行架

适应证：适用于下肢功能障碍，且不能抬起助行架步行的患者。

7. 协步椅

（1）使用协步椅的行走方法

先移动协步椅→患肢→健肢。

（2）使用协步椅坐下及站立的方法

坐下及站立的方法，如图15-18所示。

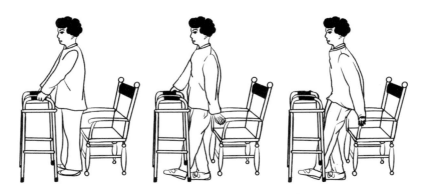

图15-18　使用协步椅坐下及站立的方法

（3）注意事项

① 每次使用前，检查橡皮头及螺丝有无变形或损坏，如有损坏应重新更换以维持其安全性。

② 避免地面潮湿、光线不足及有障碍物时行走，以免滑倒或绊倒。

③ 使用助行器时不可只穿袜子而不穿鞋，且应避免穿拖鞋或高跟鞋。

④ 第一次下床使用，须有医护人员在旁指导。

⑤ 行走前先站稳，步伐不宜太大，眼睛向前看不要向下看。

⑥ 渐进性增加行走的活动量。

⑦ 往前跨的步伐以到助行器的一半为宜，太过向前容易导致重心不稳而向前跌倒。

⑧ 必须确定四个角都放稳了，才往前跨步。

8. 结果标准

（1）患者/家属能够知晓护士的告知事项，对服务满意。

（2）操作规范、安全，未给患者造成不必要的损伤。

【注意事项】

（1）使用前，应检查助行器是否稳定，橡皮垫、螺丝有无损坏或松动，以确保安全，预防行走不稳而跌倒。

（2）保持地面干燥、走道通畅、防止滑倒或跌倒。使用轮式助步架要求路面平整，上下坡时灵活运用车闸以保安全。

（3）穿着长度适宜的衣裤，防滑的鞋子，避免穿拖鞋。

（4）下床前先在床边坐15～30分钟后再下床行走，以免因突然站起，发生体位性低血压而导致跌倒。

（5）训练过程中如果有任何不适，应及时告知医护人员或陪护者。

【老年人居家护理关键点】

（1）训练场地：要提供安全、无障碍的环境（如防滑地板等）及减少嘈杂等不必要的干扰

（2）老年人训练时衣着：衣服可略宽松些，鞋袜大小应合适；一般选择皮底或胶底的低跟鞋子，鞋带须系紧，以保持较好的支持性和稳定性；此外，此类鞋子步行时可发出声音，深、浅感觉较差的患者可借此判断步行的节律。

（3）平行杠内的步行训练：在平行杠内的步行训练开始阶段，照护人员要站在老年人身后，双手控制患者骨盆，确保每一动作都能准确地完成；必要时照护人员还可在患肢上提时给予提拉帮助，落地时给予加压帮助，以保证老年人平稳站立；在平行杠的一端放置一面矫正镜，使老年人能够看到自己的姿势、步态以便及时矫正。

（4）使用助行器的步行训练：根据需要选择合适的助行器，在考虑特殊用途（如训练后欲利用助行器完成社区或公共场所步行）时，其选择则更应具有针对性；在应用助行器进行步行训练时，老年人的下肢不要超越前横栏，否则会使助行器提供的支持和稳定基础降低。

（5）使用拐杖的步行训练：根据老年人的具体情况，选择适当的拐杖（长度、质地、腋垫等）和行走步态；老年人不可将拐杖直抵腋下，应使腋前下胸侧壁抵在腋垫上，通过手握把手，用于支撑承重，以防臂神经麻痹而造成不必要的损伤。

（6）使用手杖的步行训练：根据老年人的具体情况，选择适当的手杖（长度、质地、手柄等）和行走步态；训练开始时要以稳定性为重点；随后再将训练重点转移到耐久性和步行速度方面。

【知识更新】

更新知识点	传统理念	新 理 念	循证依据
老年康复理念	注重照料	全面评估，整合管理，注重功能和生活能力	张玲娟，张雅丽，皮红英.实用老年护理全书［M］上海：上海科学技术出版社，2019

【参考资料】

［1］　张玲娟，张雅丽，皮红英.实用老年护理全书［M］.上海：上海科学技术出版社，2019.

［2］　郑彩娥，李秀云.实用康复护理学（第二版）［M］.北京：人民卫生出版社，2018.

［3］　郭宏，尹安春.老年护理学［M］.北京：科学出版社，2018.

［4］　李希科，唐凤平.老年护理［M］.郑州：河南科学技术出版社，2017.

［5］　程东阳，李玲.老年护理技术［M］.北京：人民卫生出版社，2017.

［6］　金霞，宗疆，张雷.老年人照料护理手册［M］.北京：科学出版社，2017.

［7］　田素斋.老年照护实训技能及评估量表［M］.北京：科学技术资料出版社，2016.

［8］　范利，王陇德，冷晓.中国老年医疗照护基础篇［M］.北京：人民卫生出版社，2017.

［9］　吴丽文，李希科.老年护理［M］.北京：科学出版社，2017.

［10］　李小寒.护理中的人际沟通学［M］.上海：上海科学技术出版社，2017.

［11］ 董碧蓉.医养结合下的老年护理适宜性技术［M］.成都：四川大学出版社，2017.

［12］ 吴苇，金锦珍.老年护理学［M］.北京：科学技术文献出版社，2016.

十六

误吸、噎食防范护理

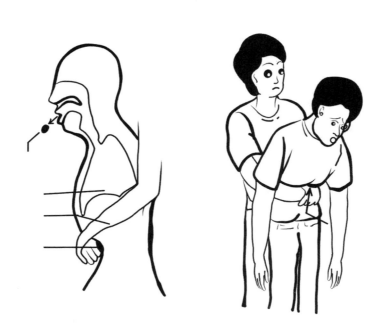

【概念】

在吞咽过程中有数量不等的液体或固体的食物、分泌物、血液等进入声门以下的呼吸道和肺组织的过程，分为显性误吸和隐性误吸。显性误吸是伴随进食、饮水及胃内容物反流突然出现呼吸道症状，如咳嗽和吞咽后出现声音改变，呼吸困难是其首发和突出表现；隐性误吸是出现吸入性肺炎才觉察，不易引起家属及医护人员的注意，有的患者仅表现为精神萎靡、神志淡漠、反应迟钝等，原因是吞咽反射减弱，咳嗽反射减弱，以及脑血管和其他中枢神经系统疾病。

噎食主要是指食物卡在食管、堵塞咽喉或者误入气管而引起的呼吸窒息。

【护患沟通】

"王奶奶，您好！由于您疾病的原因对您的吞咽功能造成了一定的影响，导致您进餐时容易出现呛咳、噎食，为保证您的用餐安全和营养摄入，我来给您介绍一些进食的具体方法，希望您能够配合。"

【操作规范】

（一）工作目标

对患者进行误吸、噎食的风险评估，根据评估结果识别出老年人误吸、噎食的风险，并针对误吸、噎食的风险因素，与医生、康复小组及家属沟通，共同制订预防措施，并动态调整。

（二）工作规范

1. 加强风险评估及识别

（1）患者在入院时或有病情变化时动态评估误吸的风险。

（2）识别高危人群，包括有误吸史、意识障碍、长期卧床、留置人工气道的患者。

（3）对于无上述情况的患者，应通过询问、观察、使用评估工具识别现存的误吸风险，包括吞咽障碍、咳嗽能力减弱、胃食管反流、口腔问题、不良进食、治疗相关因素等。

（4）对疑有隐性误吸的老年患者，可进行视频透视吞咽检查。

2. 不良进食的调整

（1）液体稠度的调整：根据吞咽造影检查结果，针对单纯饮水呛咳的患者，可以加凝固粉（目前市面上此类产品基本上分为改良淀粉和黄原胶两类，但商品名称不一）将液体（果汁、牛奶、汤等）增稠，减少误吸和呛咳的机会。

（2）食物质地调整：根据评估来选择食物质地，如软食、切碎的食物、爽滑的浓流质、稀流质，食物质地可参照国际吞咽障碍者膳食标准行动委员会建议的质构等级，依据质构特性可把食物分为 0～7 级 8 个等级。

分级	属类	分 类	描 述
0	饮品	稀流质	像水一样的流质液体
1		稍稍增稠	稍加稠的饮品，如果汁
2		轻微增稠	轻度加稠的饮品，如牛奶、豆浆
3	共有	中度增稠/糊浆	中度加稠的饮品，如花蜜、稀藕粉糊
4		极度增稠/单一质地	极度加稠的饮品食物，如稠粥
5	食物	小块且湿润	细泥、细馅类食物，如南瓜泥
6		柔软且适口	软食，需要咀嚼的食物，如香蕉
7		易于咀嚼/常规食物	烂饭及精加工的正常食物

（3）一口量的调整：调整每口进入口腔的食物，旨在利于口腔期食团形成、食团向咽腔推送，以及顺利进入食道。推荐的进食一口量以5～20毫升为宜，建议进行容积-黏度测试（V-VST）或吞咽造影检查（VFSS）后选择合适的一口量。食物质地与性状的调配对于能经口进食的吞咽障碍患者而言，是确保安全有效进食的先决条件之一，家属和患者的观念改变是实际生活中成功的关键。

3. 吞咽姿势的调整

（1）侧方吞咽：吞咽时头部向健侧侧倾。咽部两侧的"梨状隐窝"是最容易残留食物的地方，让患者下颌分别左右移动，做侧方吞咽，除去隐藏窝部的残留食物。

（2）低头吞咽：颈部前屈，使下颌贴近胸骨柄部。会厌谷是最容易残留食物的地方，颈部尽量前伸，形似点头，同时做空吞咽动作，可去除残留食物。

（3）转头吞咽：吞咽时头颈部向患侧旋转。可以关闭该侧梨状窝，食团移向健侧，适用于单侧咽部麻痹（单侧咽部有残留）患者。

（4）仰头吞咽：吞咽时头部后仰，适用于口腔运送能力差的患者。气道保护功能差者不适合。

4. 进食工具的调整

根据评估结果，可选择杯子、勺子、吸管、缺口杯或运动水杯等，进食工具应充分考虑安全、方便适用。

5. 环境改造

环境的改变如减少干扰、降低噪声、增强照明、促进社交互动可以改善进食体验。代偿方法是吞咽康复的重要组成部分，应根据患者的不同而精准选用，应与促进吞咽功能的方法联合使用，方可达到尽量安全有效的进食。

（三）结果标准

（1）患者/家属能够知晓护士告知的事项，对服务满意。

（2）护士操作过程规范、准确、动作轻巧，患者配合。

（3）患者营养支持有效、安全。

（4）患者无误吸、噎食不良事件发生。

【误吸、噎食防范护理操作流程】

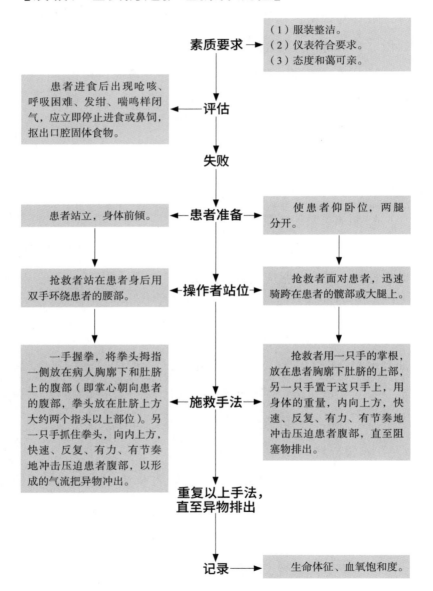

素质要求 → （1）服装整洁。
（2）仪表符合要求。
（3）态度和蔼可亲。

患者进食后出现呛咳、呼吸困难、发绀、喘鸣样闭气，应立即停止进食或鼻饲，抠出口腔固体食物。 ← 评估

↓ 失败

患者站立，身体前倾。 ← 患者准备 → 使患者仰卧位，两腿分开。

抢救者站在患者身后用双手环绕患者的腰部。 ← 操作者站位 → 抢救者面对患者，迅速骑跨在患者的髋部或大腿上。

一手握拳，将拳头拇指一侧放在病人胸廓下和肚脐上的腹部（即掌心朝向患者的腹部，拳头放在肚脐上方大约两个指头以上部位）。另一只手抓住拳头，向内上方，快速、反复、有力、有节奏地冲击压迫患者腹部，以形成的气流把异物冲出。 ← 施救手法 → 抢救者用一只手的掌根，放在患者胸廓下肚脐的上部，另一只手置于这只手上，用身体的重量，内向上方，快速、反复、有力、有节奏地冲击压迫患者腹部，直至阻塞物排出。

↓ 重复以上手法，直至异物排出

记录 → 生命体征、血氧饱和度。

【注意事项】

不建议在真人身上练习腹部冲击法，因为过强有力使用海姆立克急救法可出现腹主动脉分离和创伤性剥离，视网膜脱离，肋骨骨折和腹腔脏器破裂，以及膈肌、空肠、肝脏、食道和胃的破裂等并发症。

【并发症管理】

（一）吸入性肺炎

1. 临床表现

（1）高热，体温可达40.5摄氏度，面颊绯红，皮肤干燥，同时，伴有寒战、胸部疼痛、咳嗽、痰黏稠、呼吸增快或呼吸困难。

（2）肺部听诊可闻及湿啰音及支气管呼吸音；胸部X线检查可见肺部有斑点状或云片状阴影，痰中可找到致病菌，血象检查可见白细胞计数增高。

（3）严重者血气分析，可有呼吸衰竭的指征。

2. 预防措施

（1）如患者咽喉部有分泌物聚集，鼓励患者咳嗽，如有胃管，排痰、咳嗽前先固定好胃管，不能自行咳痰的患者应加强翻身，拍背，促进排痰。根据病情确定翻身频次，翻身宜在饭前进行，饭后1小时内禁止翻身。翻身后患者胸背平面与床面呈30度角，体位应符合病情需要。适当使用皮肤减压用具。

（2）进食时应注意食物种类、餐具、进食姿势、进食速度。

（3）每天口腔护理两次，应彻底清洗干净，以保持口腔清洁、湿润。

（4）鼻饲或胃肠减压引流的患者，保持胃管通畅，以防止反流。病情允许的情况下尽早拔除胃管。

3. 处理措施

（1）立即吸出分泌物，高浓度给氧。

（2）鼻饲或喂食时发现误吸、胃内反流时，应立即停止鼻饲或喂食，取头低右侧卧位，立即通知医生紧急处理。必要时用纤维支气管镜或气管插管将异物引出。

（3）发生吸入性肺炎者，结合相应的对症处理。患者需要卧床休息，高热可用物理降温或用小量退热剂，气急、发绀可给氧气吸入，咳嗽、咳痰可用镇咳祛痰剂，咳嗽或胸部剧痛时酌情用可待因，腹胀时可给予腹部热敷和肛管排气。

（4）同时密切观察患者，尤其是老年体弱者的呼吸、心率、心律、体温、血压的情况，根据痰培养和血培养的结果选择敏感的抗菌药物进行治疗。

（5）如合并感染，可根据医嘱选用敏感抗菌药物治疗，并监测生命体征。

（二）窒息

1. 临床表现

（1）患者表现为呛咳、躁动不安、严重的呼吸困难、发绀、呛咳、血氧饱和度急剧下降。

（2）严重者可致心搏骤停。

2. 预防措施

（1）患者保持呼吸通畅，及时清除口腔及鼻腔分泌物。

（2）进食时应注意食物种类、餐具、进食姿势、进食速度。

（3）吸痰动作要轻柔，吸痰管不宜过深，避免气管壁因长期刺激形成肉芽组织或者息肉堵塞内套管开口。

3. 处理措施

（1）发现窒息时，患者立即取侧卧位，及时清除口腔和鼻腔分泌物。

（2）及时报告医生，进行心脏复苏及必要抢救。

（3）气管插管或切开的患者应立即检查套管是否脱出，若堵塞，应马上取出内套管，检查内套管是否通畅。由外物堵塞套管开口引起的窒息，移除外物后会自行缓解；由套管移位导致内套管开口紧贴气管壁而出现的窒息，应调整套管角度后重新固定；套管脱出引起的窒息，如切开时间超过3

天瘘管形成，可立即放掉气囊，把套管沿瘘管重新放入，如瘘管没有形成或者套管置入不畅，应马上准备气管切开包，重新置入。

（4）进食过程中出现窒息，应立即停止进食，迅速清除口鼻腔内异物，可使用海姆立克急救法或吸引器。

（5）严密观察病情变化，并做好记录。

【老年人居家护理关键点】

（一）针对老年人误吸发生的原因，采取相应的预防措施

1. 吞咽障碍导致误吸的预防

（1）应协助流涎的卧床老年人侧卧或头偏向一侧，流涎多者应及时清除。

（2）可指导老年人进食过程中采用吞咽技术与方法进行头部姿势与吞咽动作的调整。进食后应检查口腔，如有食物残留，可指导进行多次空吞咽清除，必要时协助清除。

（3）宜指导老年人进行改善吞咽功能的日常锻炼，包括练习发声、说话、唱歌等。

（4）可指导老年人进行提高吞咽功能的康复训练。

2. 咳嗽能力减弱导致误吸的预防

（1）可采取叩背、体位引流等方法帮助咳嗽能力减弱的老年人保持气道通畅。

（2）应在进食前或更换体位前清除口咽和气道分泌物。进食中及进食后30分钟内不宜更换体位和气道吸引。

（3）气道吸引时宜浅吸引，若吸引效果不佳可行深吸引，应按照T/CNAS 03-2019的规定执行。

（4）应指导老年人进行呼吸肌训练。

3. 胃食管反流导致误吸的预防

（1）应指导有胃食管反流的老年人进食后保持直立位或餐后散步，在睡前2～3小时内避免进食，睡眠时抬高床头15角～20度，可左侧卧位。

（2）宜为有胃食管反流的老年人选择经空肠管营养，如鼻空肠管、空肠造口术或经皮内镜下小肠造口。

（3）经胃管喂养的速度、频次、量应按照T/CNAS 19-2020的规定执行。

（4）应指导肥胖或超重老年人减重。

4. 口腔问题导致误吸的预防

（1）应指导或协助老年人每日至少两次口腔清洁，进食后应及时清洁口腔。

（2）为有吞咽障碍的老年人选择负压式口护牙刷。

（3）可为口腔干燥的老年人应用口腔保湿凝胶。

5. 不良进食导致误吸的预防

（1）应鼓励老年人自主进食；喂食时，喂养者应与老人保持视线平行。

（2）应指导老年人交替进食流质和固体食物，多次吞咽。

（3）应指导老年人控制进食总量，少量多餐，避免短时间内大量进食。

（4）进食过程中出现呛咳、声音嘶哑、气促、基础血氧饱和度下降不小于5%等情况时，应立即暂停进食。

（5）出现呕吐时，应协助老年人坐起，如病情不允许可协助其侧卧位或仰卧头侧位。

6. 治疗相关因素导致误吸的预防

（1）应尽可能减少使用或停用引起意识水平降低、吞咽功能下降、口咽干燥的药物和治疗措施。

（2）可使用药物改善唾液分泌、吞咽反射能力。

（3）必要时，立即采取海姆立克急救法（抢救者站在患者身后，用两手臂环绕患者的腰部，一手握拳，将拳头的拇指一侧放在患者胸廓和脐上腹部，用另一只手握住拳头，快速向上重击压迫患者的腹部，重复以上的手法直到异物排出，并立即拨打120电话送往医院进一步检查，确保呼吸道无任何异物）。

【知识更新】

更新知识点	传统理念	新　理　念	循证依据
误吸风险的评估	无	对患者进行误吸、噎食的风险评估，根据评估结果识别出老年人误吸、噎食的风险	老年人误吸的预防 T/CNAS 27-2023
根据不同的风险落实针对性预防措施	无	针对误吸、噎食的风险因素，与医生、康复小组及家属沟通，共同制订预防措施，并动态调整	老年人误吸的预防 T/CNAS 27-2023

【参考资料】

［1］中华护理学会关于发布《成人机械通气俯卧位护理》等10项团体标准的公告（护办发字［2023］4号）：老年人误吸的预防 T/CNAS 27-2023.

［2］中华护理学会关于发布《成人有创机械通气气道内吸引技术操作》等10项团体标准的公告（护办发字［2021］3号）：成人肠内营养支持的护理 T/CNAS 19-2020.

［3］中华护理学会关于发布《成人癌性疼痛护理》等9项团体标准的公告（护办发字［2019］37号）：气管切开非机械通气患者气道护理 T/CNAS 03-2019.

［4］蒋红，顾妙娟，赵琦.临床实用护理技术操作规范［M］.

上海：上海科学技术出版社，2019.

［5］黄金，李乐之等.常用临床护理技术操作并发症的预防及

处理［M］.北京：人民卫生出版社，2019.

十七

心肺复苏护理

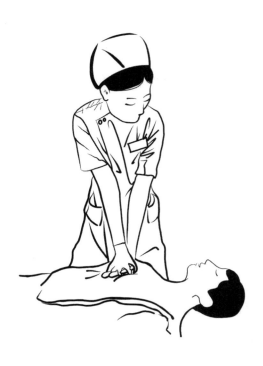

【概念】

心肺复苏术（CPR）是一种救助心搏骤停患者的急救措施，通过人工保持脑功能直到自然呼吸和血液循环恢复，心肺复苏术并非单一的技术，它包含了一系列的评估及行动，在紧急事故发生的第一时间，能获得适当、有效的急救处置。这是医护人员必须掌握的一项急救技能。

【护患沟通】

"王奶奶，因为您的病情有点变化，已为您进行了心肺复苏，现在您各项生命体征已经平稳了，如果有什么不舒服您可以打铃告诉我，我也会随时来看您的。"

【操作规范】

（一）工作目标

通过人工胸外心脏按压，让心脏能有一个有效的循环来维持脑或者肾等主要器官的血液灌注，同时通过人工呼吸也可以让肺进行有效的气体交换，以防止因为器官缺血、缺氧而导致功能上的衰竭。

（二）工作规范

1. 环境判断

评估施救环境安全性。

2. 呼救与判断

（1）检查患者有无反应。

（2）检查是否无呼吸（终末叹气应看作无呼吸），同时检查脉搏，用右手的中指和食指从气管正中环状软骨划向近侧颈动脉搏动处，判断5～10秒钟，4音节计数法（数1 001，1 002，1 003，1 004，1 005，1 006，1 007……）。

（3）确认患者意识丧失，应立即呼叫，启动应急反应系统。

（4）取得除颤仪及急救设备（口述）。

3. 安置体位

（1）确保患者仰卧在坚固的平面上。

（2）去枕，头、颈、躯干在同一轴线上。

（3）双手放于两侧，身体无扭曲。

4. 心脏按压

（1）在患者一侧，解开衣领、腰带，暴露患者胸腹部。

（2）按压部位：患者胸部中央，胸骨下半部。按压方法：手掌根部重叠，手指翘起，两臂伸直，使双肩位于双手的正上方，垂直向下用力快速按压。

（3）按压深度：至少5～6厘米。

（4）按压速率：100～120次/分钟。

（5）胸廓回弹：每次按压后使胸廓充分回弹（按压时间与放松时间之比为1∶1）。

（6）尽量不要按压中断：中断时间控制在10秒内。

5. 除颤

（1）除颤仪在按压第一个循环结束前准备好。

（2）向患者及家属解释取得合作。

（3）评估患者身上金属物品、电子产品及起搏器等。

（4）打开除颤仪进行心电监测。

（5）将电极板均匀涂抹导电膏。

（6）确定心电图为室颤，准备除颤。

（7）胸骨电极板放于患者右侧胸骨第2肋间，心尖电极板放于患者左侧第五肋间与腋中线交界处。

（8）两电极板之间距离不小于10厘米，电极板紧贴皮肤，并加一定的压力。

（9）仍为室颤，选择单向波360焦耳或双向波200焦耳。

（10）充电，请周围人让开。确定周围人员无直接或间接与患者接触。

（11）放电，关机，立即进行5个循环CPR。

6. 开放气道和通气

（1）如有明确呼吸道分泌物，应当清理患者呼吸道，取下活动义齿。

（2）采用"E-C"手法充分开放气道。

（3）立即送气2次，送气时间为1秒，无漏气、没有明显的胸廓隆起即可。

（4）施以辅助通气时应产生明显的胸廓隆起，避免过度通气；送气同时，观察胸廓情况。

（5）按压与通气之比为30：2，连续5个循环。

7. 判断复苏效果：操作5个循环后，判断并报告复苏效果

（1）颈动脉恢复搏动。

（2）自主呼吸恢复。

（3）散大的瞳孔缩小，对光反射存在。

（4）收缩压大于60毫米汞柱（体现测血压动作）。

（5）面色、口唇、甲床和皮肤色泽转红，昏迷变浅，出现反射、挣扎或躁动。

8. 护理患者，进一步维持生命

（三）结果标准

（1）操作过程注意保护患者安全和职业防护。

（2）沟通有效、充分体现人文关怀。

（3）心肺复苏有效。

【操作流程】

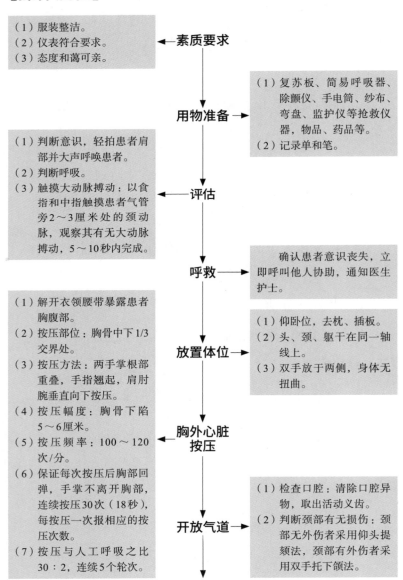

（1）服装整洁。
（2）仪表符合要求。
（3）态度和蔼可亲。

← 素质要求

用物准备 →
（1）复苏板、简易呼吸器、除颤仪、手电筒、纱布、弯盘、监护仪等抢救仪器，物品、药品等。
（2）记录单和笔。

（1）判断意识，轻拍患者肩部并大声呼唤患者。
（2）判断呼吸。
（3）触摸大动脉搏动：以食指和中指触摸患者气管旁2～3厘米处的颈动脉，观察其有无大动脉搏动，5～10秒内完成。

← 评估

呼救 →
确认患者意识丧失，立即呼叫他人协助，通知医生护士。

（1）解开衣领腰带暴露患者胸腹部。
（2）按压部位：胸骨中下1/3交界处。
（3）按压方法：两手掌根部重叠，手指翘起，肩肘腕垂直向下按压。
（4）按压幅度：胸骨下陷5～6厘米。
（5）按压频率：100～120次/分。
（6）保证每次按压后胸部回弹，手掌不离开胸部，连续按压30次（18秒），每按压一次报相应的按压次数。
（7）按压与人工呼吸之比30：2，连续5个轮次。

放置体位 →
（1）仰卧位，去枕、插板。
（2）头、颈、躯干在同一轴线上。
（3）双手放于两侧，身体无扭曲。

胸外心脏按压 →

开放气道 →
（1）检查口腔：清除口腔异物，取出活动义齿。
（2）判断颈部有无损伤：颈部无外伤者采用仰头提颏法，颈部有外伤者采用双手托下颌法。

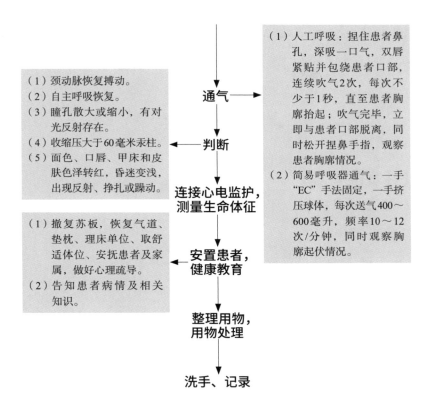

（1）颈动脉恢复搏动。
（2）自主呼吸恢复。
（3）瞳孔散大或缩小，有对光反射存在。
（4）收缩压大于60毫米汞柱。
（5）面色、口唇、甲床和皮肤色泽转红，昏迷变浅，出现反射、挣扎或躁动。

（1）撤复苏板，恢复气道、垫枕、理床单位、取舒适体位、安抚患者及家属，做好心理疏导。
（2）告知患者病情及相关知识。

通气

判断

连接心电监护，测量生命体征

安置患者，健康教育

整理用物，用物处理

洗手、记录

（1）人工呼吸：捏住患者鼻孔，深吸一口气，双唇紧贴并包绕患者口部，连续吹气2次，每次不少于1秒，直至患者胸廓抬起；吹气完毕，立即与患者口部脱离，同时松开捏鼻手指，观察患者胸廓情况。
（2）简易呼吸器通气：一手"EC"手法固定，一手挤压球体，每次送气400～600毫升，频率10～12次/分钟，同时观察胸廓起伏情况。

【注意事项】

（1）胸外按压时肩、肘、腕要在一条直线上，并与患者身体长轴垂直。施救者必须避免在按压间隙依靠在患者胸上。按压力度适中，以免导致肋骨骨折。

（2）胸外按压时要确保足够的频率及深度，尽可能不中断胸外按压，中断时间应控制在10秒以内。每次胸外按压后要确保胸廓充分回弹，以保证心脏得到充分血液回流，按压时间与放松时间之比为1：1。

（3）人工呼吸时送气量不宜过大，以免引起患者胃部胀气。

（4）每次给予急救呼吸的时间持续1秒。

（5）注意每次急救呼吸时产生可见的胸廓隆起。

【并发症管理】

（一）肋骨骨折

1. 临床表现

（1）胸廓局部疼痛且伴随咳嗽、深呼吸或运动加重。

（2）呼吸浅快，可出现肺实变或肺不张。

（3）多根肋骨骨折时出现"反常呼吸运动"、休克、严重呼吸困难、低氧血症。

（4）胸廓挤压试验可出现间接压痛。

2. 预防措施

（1）胸外按压时，按压应平稳、有规律且不间断地进行。

（2）按压不能冲击式猛压，放松时掌根不要离开胸骨定位点，以免造成下次按压部位错误。

（3）根据患者年龄和胸部弹性按压，老年人酌情降低压力，幅度以胸骨下陷4～5厘米为宜。

3. 处理措施

（1）单处肋骨骨折以止痛、固定和预防肺部感染为主。

（2）多处肋骨骨折除按单处肋骨骨折处理外，还应尽快消除反常呼吸运动、保持呼吸道通畅和充分给氧、纠正呼吸与循环功能紊乱和防治休克。

（3）伴严重肺挫伤且并发急性呼吸衰竭的患者，应及时气管插管后应用呼吸机治疗。

（二）损伤性血、气胸

1. 临床表现

（1）气胸时，伤侧肺部分萎陷，萎陷超过30%可出现胸闷、气急、干咳；大量积气时可发生呼吸困难。

（2）血胸时，出血量超过500～1 000毫升可出现失血性休克及呼吸循环功能紊乱的症状，如面色苍白、口渴、血压下降、脉搏细速、呼吸急促、发绀、贫血等。

2. 预防措施

（1）胸外按压时，严格按照按压标准及要求执行。

（2）注意按压部位的正确性，按压力度适中。

3. 处理措施

（1）吸氧：监测患者血氧饱和度，必要时进行机械辅助通气，并按常规进行胸腔闭式引流。

（2）对于闭合性气胸：气体量小时，2～3周内可自行吸收无须特殊处理；气体量多时，可每天或隔日进行胸腔穿刺排气1次，每次抽气量不超过1 000毫升，直至肺大部分复张，余下气体可自行吸收。

（3）对于张力性气胸：安装胸腔闭式引流装置将气体持续引出。

（4）血气胸：在肺复张后出血多能自行缓解，若继续出血不止，除抽气排液和适当的输血外，应考虑开胸结扎出血的血管。

（5）应用抗菌药物防治感染。

（三）心脏创伤

1. 临床表现

（1）心前区疼痛，心电图可见室性或室上性期前收缩等。

（2）偶见ST-T段异常和心肌梗死的征象。

2. 预防措施

参见损伤性血、气胸的预防措施。

3. 处理措施

（1）卧床休息，心电监护。

（2）给予相应的抗心律失常药物治疗，纠正低血钾。

（3）有充血性心力衰竭或心房颤动且心室率快的患者，应给予洋地黄类药物治疗。

（四）栓塞

1. 临床表现

患者心肺复苏12～36小时或更长时间后，突然出现呼吸困难，心动过速、发热（体温可达39摄氏度以上）、发绀、烦躁不安、易激动、谵妄，继之昏迷。

2. 预防措施

按压力量适中，防止发生肋骨骨折。

3. 处理措施

（1）立即予以吸氧，氧浓度达50%以上。必要时气管插管行机械通气治疗，并采用呼气终末正压（PEEP）呼吸模式。

（2）应用糖皮质激素，首选甲泼尼龙，于8小时内静脉滴入30毫克/千克体重。

（3）必要时抗凝治疗。

【老年人居家护理关键点】

（1）在进行心肺复苏前，务必确认周围环境是否安全。

（2）快速判断老年人情况，建议对可能存在心脏骤停的老年人实施心肺复苏术。

（3）在居家进行心肺复苏的同时，应立即拨打120。

【知识更新】

更新知识点	传统理念	新 理 念	循证依据
操作流程	A-B-C，即A开放气道→B人工呼吸→C胸外按压	C-A-B，即C胸外按压→A开放气道→B人工呼吸	《2022年美国心脏协会心肺复苏及心血管急救指南》

续 表

更新知识点	传统理念	新 理 念	循证依据
按压频率	胸外按压频率100次/分	（1）100～120次/分钟。 （2）胸外按压时最大限度地减少中断，中断时间小于10秒	《2022年美国心脏协会心肺复苏及心血管急救指南》
按压深度	按压深度4～5厘米	至少5厘米，按压后保证胸骨完全回弹	《2022年美国心脏协会心肺复苏及心血管急救指南》
非专业施救者尽早启动心肺复苏术	如果成人猝倒或无反应患者呼吸不正常，非专业施救者不应检查脉搏，而应假定存在心脏骤停。医务人员应在不超过10秒时间内检查脉搏，如在该时间内并未明确触摸到脉搏，施救者应开始胸外按压	我们建议非专业人员对可能的心脏骤停患者实施心肺复苏术，因为如果患者未处于心脏骤停状态，这样做对患者造成伤害的风险也较低	《2022年美国心脏协会心肺复苏及心血管急救指南》

【参考资料】

［1］美国心脏协会.《2022年美国心脏协会心肺复苏及心血管急救指南》.2022.

［2］黄金，李乐之.常用临床护理技术操作并发症的预防及处理［M］.北京：人民卫生出版社，2019.